护理实习生岗前培训与实习指导

主　编　周晓冰　于　勤　杨立娟
副主编　张玉环　董　红　陈　静
　　　　刘　卓　孙玉华
编　委　(按姓氏音序排列)
　　　　曹　磊　代娜娜　丁　辉
　　　　高艳红　郭英丽　郭仙鹤
　　　　刘　卓　孙玉华　杨金红
　　　　于　勤　张桂芹　周晓冰

北京理工大学出版社
BEIJING INSTITUTE OF TECHNOLOGY PRESS

内 容 提 要

本书依据近年来国家相继出台的各种护理行业标准、相关法律法规及医院感染的标准、规范,以及由人民卫生出版社出版的《基础护理学》(第5版、第6版)来编写,内容与临床工作紧密结合,注重护理实习生综合能力的培养,具有明确的目的性、较强的实践性和实用性,既可以作为高职高专护理专业、助产专业的实习生进入临床实习的岗前培训教材,又可以作为护理实习生临床实习期间的指导用书。

版权专有　侵权必究

图书在版编目(CIP)数据

护理实习生岗前培训与实习指导/周晓冰,于勤,杨立娟主编.—北京:北京理工大学出版社,2019.2(2021.12重印)

ISBN 978-7-5682-6767-0

Ⅰ.①护… Ⅱ.①周… ②于… ③杨… Ⅲ.①护理学 Ⅳ.①R47

中国版本图书馆 CIP 数据核字(2019)第 035310 号

出版发行 / 北京理工大学出版社有限责任公司

社　　址 / 北京市海淀区中关村南大街5号

邮　　编 / 100081

电　　话 /(010)68914775(总编室)

　　　　　(010)82562903(教材售后服务热线)

　　　　　(010)68944723(其他图书服务热线)

网　　址 / http://www.bitpress.com.cn

经　　销 / 全国各地新华书店

印　　刷 / 涿州市新华印刷有限公司

开　　本 / 787毫米×1092毫米　1/16

印　　张 / 10　　　　　　　　　　　　　　　　责任编辑 / 梁铜华

字　　数 / 240千字　　　　　　　　　　　　　　文案编辑 / 曾　仙

版　　次 / 2019年2月第1版　2021年12月第3次印刷　　责任校对 / 周瑞红

定　　价 / 35.00元　　　　　　　　　　　　　　责任印制 / 施胜娟

图书出现印装质量问题,请拨打售后服务热线,本社负责调换

前　言

临床实习是医学高等教育的重要环节之一，是护理实习生学习的重要阶段，是培养学生具备良好的职业素养、人际沟通能力，建立临床思维，强化临床技能，将理论联系实际及培养独立工作能力的重要途径，也是护理实习生由接受学校教育走向实际工作岗位的桥梁。

将护理实习生进入临床实习前的岗前培训作为实习阶段的起始环节，其目的是让学生明确在实习过程中该做什么、不该做什么、如何做，本书正是立足于这个角度。在内容的选择上，本书依据近年来国家相继出台的各种护理行业标准、相关法律法规及医院感染的标准、规范，以及由李小寒、尚少梅主编，人民卫生出版社出版的《基础护理学》（第5版、第6版）。在编写的方法上，本书与临床工作紧密结合，注重护理实习生综合能力的培养，使学生在临床实习过程中既学会业务本领和行业规矩，又学会如何关心、体贴患者，从而安全、顺利、高质量地完成实习任务，为成为一名合格的护士奠定基础。

本书共分为六章：第一章主要介绍护理实习生进入临床实习必须具备的基本礼仪和人际沟通能力；第二章主要介绍护理实习生临床实习应当掌握的基本护理操作技术；第三章主要介绍护理实习生应熟悉和掌握的护理核心制度及相关规定，并结合案例来阐述如何进行护理风险识别与安全防范；第四章主要介绍临床常用的工作流程，有助于护理实习生通过学习来尽快熟悉临床工作程序，完成从学生到护士的角色转换；第五章主要介绍医院感染的预防与控制，有助于护理实习生了解和掌握消毒隔离、自我防护的基本知识与实践技能；第六章主要介绍医院公共安全基本知识和护理实习生在突发医患纠纷事件应急处置时的角色和行为。

本书具有明确的目的性、较强的实践性和实用性，既可以作为护理实习生进入临床实习的岗前培训教材，又可作为护理实习生临床实习期间的指导用书。

在本书编写过程中，各位编者查阅了大量法规和文献。由于编者水平有限、时间仓促，难免会有疏漏和不足之处，敬请使用本书的教师、学生和护理同人们多提宝贵意见，使本书日臻完善。

目　　录

第一章　护士礼仪 ··· 1
　第一节　护士礼仪规范 ·· 1
　　一、护士的礼仪修养 ·· 1
　　二、护士的行为原则 ·· 2
　　三、护士的礼仪规范 ·· 2
　第二节　护士的语言交流礼仪 ·· 8
　　一、护士语言的原则和技巧 ·· 8
　　二、护士和患者的交谈礼仪 ··· 10
　第三节　护患沟通技巧 ·· 12
　　一、接待急诊患者 ··· 12
　　二、接待门诊患者 ··· 12
　　三、接待入院患者 ··· 13
　　四、送别出院患者 ··· 13
　　五、接待小患者 ·· 13
　　六、接待孕产妇 ·· 14
　　七、接待老年患者 ··· 14
　　八、接待年轻异性患者 ··· 15
第二章　基础护理操作技术 ··· 16
　第一节　无菌操作铺无菌盘技术 ··· 16
　第二节　生命体征的测量技术 ·· 18
　第三节　给药技术——超声波雾化吸入疗法 ··· 22
　第四节　给药技术——皮内注射法 ··· 25
　第五节　给药技术——皮下注射法 ··· 29
　第六节　给药技术——密闭式静脉输液法 ·· 32
　第七节　给药技术——输液泵的使用 ·· 36
　第八节　静脉血标本采集技术 ·· 40
　第九节　急救基本技术——氧气吸入疗法 ·· 43
　第十节　急救基本技术——心电监护 ·· 46
　第十一节　急救基本技术——单人徒手心肺复苏术 ······························· 48
　第十二节　留置胃管技术 ··· 53

第十三节　胃肠减压术 ……………………………………………………………… 56
　　第十四节　留置导尿术 ……………………………………………………………… 59
　　第十五节　术前皮肤准备技术 ……………………………………………………… 63
第三章　护理行为与患者安全 …………………………………………………………… 67
　　第一节　临床常用重点护理工作制度 ……………………………………………… 67
　　　　一、查对制度 …………………………………………………………………… 67
　　　　二、分级护理制度 ……………………………………………………………… 69
　　　　三、护理值班、交接班制度 …………………………………………………… 71
　　第二节　患者安全目标 ……………………………………………………………… 72
　　　　一、患者安全概念 ……………………………………………………………… 72
　　　　二、患者安全目标：中国医院协会患者安全目标(2017版) ………………… 72
　　第三节　临床常见的护理安全(不良)事件与风险识别 ………………………… 75
　　　　一、护理安全(不良)事件 …………………………………………………… 75
　　　　二、临床常见的护理安全(不良)事件与解析 ……………………………… 76
第四章　常用临床护理工作流程 ………………………………………………………… 80
　　第一节　患者入、出院护理工作流程 ……………………………………………… 80
　　　　一、患者入院护理工作流程 …………………………………………………… 80
　　　　二、患者出院护理工作流程 …………………………………………………… 81
　　第二节　医嘱转抄执行、用药观察护理工作流程 ………………………………… 83
　　　　一、医嘱转抄执行审核流程 …………………………………………………… 83
　　　　二、用药观察流程 ……………………………………………………………… 84
　　第三节　患者转运、交接护理工作流程 …………………………………………… 85
　　　　一、患者转科护理工作流程 …………………………………………………… 85
　　　　二、手术患者交接流程 ………………………………………………………… 86
　　　　三、患者外出检查护理工作流程 ……………………………………………… 88
第五章　医院感染的预防与控制 ………………………………………………………… 90
　　第一节　医院感染的预防与控制概述 ……………………………………………… 90
　　　　一、医院感染的概念与分类 …………………………………………………… 90
　　　　二、多重耐药菌感染的预防和控制措施 ……………………………………… 91
　　　　三、重点部位医院感染的预防及控制措施 …………………………………… 92
　　第二节　手卫生 ……………………………………………………………………… 95
　　　　一、洗手 ………………………………………………………………………… 95
　　　　二、卫生手消毒 ………………………………………………………………… 98
　　　　三、洗手＋卫生手消毒 ………………………………………………………… 100
　　　　四、外科手消毒 ………………………………………………………………… 101
　　第三节　标准预防与分级防护 ……………………………………………………… 104

一、标准预防 ··· 104
　　二、分级防护 ··· 106
　　三、防护用品及使用方法 ··· 106
第四节　职业安全防护 ·· 113
　　一、医务人员锐器伤防护 ··· 113
　　二、化疗药物安全防护 ··· 114
　　三、医疗废物分类、运送与暂存 ··· 114
第五节　不同传播途径患者的隔离 ·· 116
　　一、隔离的原则 ··· 117
　　二、建筑分区和隔离要求 ··· 117
　　三、不同传播途径患者的隔离 ··· 117
第六节　常用消毒灭菌方法 ·· 121
　　一、常用物理消毒灭菌法 ··· 121
　　二、常用化学消毒剂和化学消毒法 ··· 124
　　三、临床常用诊疗器械物品消毒方法 ··· 127
　　四、地面与物体表面的清洁与消毒 ··· 128

第六章　护理实习生生产实习的安全教育 ·· 130
第一节　护理实习生实习期间的安全意识及行为 ·· 130
　　一、重视医院组织的岗前培训 ··· 130
　　二、牢牢树立语言和行为安全意识 ··· 130
　　三、不可忽视的护患沟通 ··· 131
　　四、正确处理护患纠纷，避免事态恶化 ··· 131
第二节　医院的安全保卫 ·· 132
　　一、安全保卫 ··· 132
　　二、消防安全 ··· 132

附录 ·· 134
附录A　Barthel 指数评定 ··· 134
附录B　自理能力分级 ··· 136
附录C　护士条例 ··· 137
附录D　医疗事故处理条例 ··· 141

参考文献 ·· 150

# 第一章

护 士 礼 仪

护士礼仪是护士和患者沟通的桥梁,是一种专业文化模式,也是研究护理艺术的一门学问。护士礼仪除了具有礼仪的基本特征外,还具有护士专业的文化特性。护士礼仪包括以何种方式为患者服务、如何接待患者、怎样与患者交流,以及在护患交往中护士应该注意哪些礼仪等内容,具体到护士的言谈、举止、仪表、服饰等方面。

第一节 护士礼仪规范

护士礼仪,是指护士在护理职业活动中应遵循的行为准则,践行于护士的职业行为和服务内容。护士是医院里人数最多的医务工作者,且与患者接触最密切、接触时间最长。因此,护士的礼仪行为在整个医务工作中尤其重要。

一、护士的礼仪修养

在现代护理工作中,加强护士礼仪修养的培养,已经成为提高护士整体素质的一个重要环节,而护士的整体素质(包括思想素质、业务素质、心理素质和技能素质等方面)是保证护理工作在高标准、高质量、高要求下完成的必要条件,对促进医疗事业在护理方面的进步有着非常重要的意义。

(一) 礼仪修养是护士必备的基本素质

护士礼仪不但是护理工作者的外在精神状态的反映,而且是其内在思想素质、道德品质、敬业精神和自身修养等深层次素养的体现。护理工作的服务对象是一个特殊的群体(老、弱、病、伤、残等),他们比其他人更需要尊重、安慰、关心和理解,而恰当的仪表、仪态、言行举止不仅能拉近护患关系,还有助于患者的康复。因此,礼仪修养是护士必备的基本素质。

(二) 礼仪培养是护理工作的前提

护士的思想素质、道德品质、敬业精神和自身修养等素养直接制约其语言交际的能力,还决定护士对待护理工作及患者的根本态度,并影响患者治疗的效果。护理实习生要想成为一名合格的护士,不仅要以南丁格尔为榜样,还要以"希波克拉底誓言"为准则,不断修身立德,自觉培养良好的职业道德观念和敬业精神。护士只有具备了全心全意为患者服务的责任感和事业心,且时时、事事、处处为患者着想,以患者为重,才能对护理工作有高度负责的责任心,才能在工作中自然流露出真情实感,给患者带来舒适感和安全感,才能增进与患者之间的协调配合,达到事半功倍的治疗效果。

（三）注重科学文化知识培养

护士只有不断适应现代护理的发展要求，并掌握丰富的医学基础知识，才能熟练地操作各种现代化护理设备，提高护理技术。此外，护士还要加强非专业科学知识和技能的学习，由专科护士向全科护士过渡，全面提升护理工作的整体素质，从容应对工作中发生的各种情况。

作为一名护士，要具备心理学、伦理学、社会学、人际沟通学等学科的知识，从而全面提高个人的文化素质，更好地理解和感悟礼仪在护理工作中的重要意义。良好的护士礼仪（优美的仪表、端正的态度、亲切的语言、优雅的举止）能使护理工作者在护理实践中充满自信心、自尊心、责任心，能使患者在心理上得以平衡和稳定，从而有效消除患者由于身处陌生环境而产生的紧张焦虑心理，融洽护患关系。

二、护士的行为原则

（一）尊重患者

护士在日常工作中要把患者放在平等的位置，维护患者的尊严，使患者保持心理平衡，不因疾病而受歧视。患者的个人隐私是受法律保护的，保护患者的隐私是临床护理工作中十分重要的一项制度。护士应注意不要触及与治疗、护理无关的一切个人隐私；注意与患者交谈的地点；尊重患者的身体隐私权；不随便拆开、传阅患者的个人书信；不将患者的病情告诉与治疗无关的人。

（二）诚实守信

在交往中，患者常将护士当成知己，有什么困难和要求都会向护士诉说，请求护士给予帮助。护士应根据患者病情的需要和医院的条件，尽力给予满足。护士承诺患者的事情，要想方设法地予以兑现，不要让患者失望。只有诚信于人，才能建立融洽的护患关系。

（三）举止文雅

护士的行为举止常常直接影响患者对护理人员的依赖和对治疗护理的信心，对建立良好护患关系有重要影响。因此，护士的日常行为要适度、大方、稳重。

（四）雷厉风行

护理工作是为了治病救人，因而特别需要护士有雷厉风行的工作作风。在急救中，争取时间就是在挽救生命；在抢救中，护士的动作要敏捷、干脆利落，处理问题要果断。

（五）同情原则

同情是指对他人的苦难、不幸产生关怀、理解的情感反应。护士要设身处地地感受患者的不幸，并且为患者提供帮助能使自己感到快乐。

三、护士的礼仪规范

护士礼仪有许多规范。这些规范具体、严肃且程序化、形式化，但这不意味护士礼仪一成不变。护理工作者在礼仪的运用上要根据患者的身体状况、病情、民族、生活习惯、周围环境、文化层次等灵活运用，将礼仪做得得体、有礼有节，达到护士礼仪的高水准、高水平。

（一）规范的仪表

护理工作既是一门科学，又是一门艺术。护士要想做好护理工作，就应该把握好与患者初次见面的时机，给患者留下美好的第一印象，这是建立良好护患关系的基础。（图 1-1）

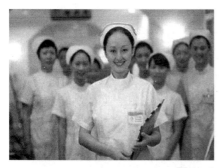 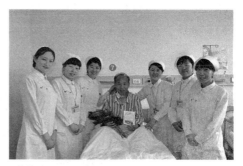

图 1-1　规范的仪表

1. 护士的发型

护士戴燕帽时，不能长发披肩。如果留长发，就要将头发盘起或戴网罩，保证头发后不过颈、前不过眉；如果留短发，则不要超过耳下 3 cm，否则也要将头发盘起或戴网罩。燕帽要戴正、戴稳，发夹应固定于帽后，不得显露于帽的正面，最好用白色或与燕帽同色的发夹。切忌前额头发高于燕帽，更不要戴夸张的头饰。（图 1-2）

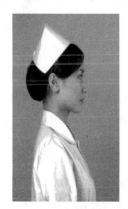 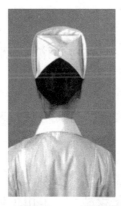 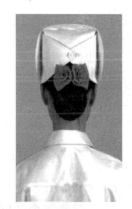

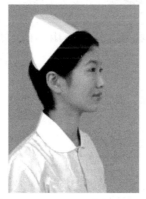 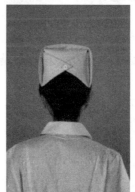

图 1-2　护士的发型（戴燕帽）

在手术室和特殊门诊，为了无菌技术操作和保护性隔离，要求护士戴圆帽，将头发全部遮在帽子里，前不遮眉、后不外露，不露发际，不戴头饰。（图 1-3）

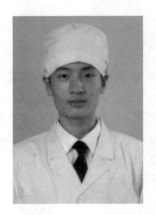 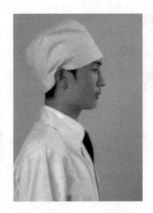

图1-3 护士的发型（戴圆帽）

2. 护士的工作妆

女护士宜化淡妆，妆色要健康、明朗、端庄，不可妖艳，要达到自然、清雅的化妆效果。男护士要形象端正，不蓄长发，面容干净、整洁。（图1-4）

1）化妆原则

（1）自然、真实。淡妆是日常生活和工作的简单化妆，是对面部进行轻微的修饰和润色，使妆面自然而真实。

（2）妆色清淡。在自然的光线和柔和的灯光下，妆色应清淡典雅、自然协调，不留明显的化妆痕迹，达到"雕而无痕"的效果。

2）化妆要求

（1）个人因素。化妆时，要考虑职业、身份、年龄、面部特点、气质等因素，合理选择不同的化妆品，要求用色简单、浅淡柔和，色彩对比不要太强烈。

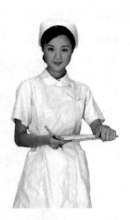

图1-4 护士的工作妆

（2）环境因素。化妆时，要根据场合、环境等因素，采用不同的化妆技巧。例如，在白天自然环境，妆面宜柔和自然、精细、清淡。在晚上和（或）强灯光照明下，妆面颜色可以稍浓一些。

（3）扬长避短。化妆要使人美观靓丽，矫正修饰应适度，从而达到扬其长、避其短的效果。

（4）整体协调。妆面要与服装、场合、个人品位相协调。

3）化妆的注意事项

（1）忌共用、借用化妆品。忌与他人共用化妆品及随意借用他人的化妆品。

（2）忌浓妆。化妆过浓、用色过重都会造成妆面不自然（甚至失真）。

（3）忌非议他人的妆面。每个人都有自己的审美情趣和化妆技法，不要对他人的妆面加以评论。

（4）忌在公共场所化妆和补妆。化妆或补妆都应在化妆间或洗手间进行。

（5）忌残妆示人。化妆后，因时间过长、出汗、用餐、休息等，妆面容易出现残缺，应及时检查并补妆。

3. 护士的着装

护士应按照不同的护士岗位，着相应的护士服。服装要清洁、平整、无油渍、无尘污，衣扣要扣齐，不可用胶布或别针代替缺损的衣扣，衣兜忌塞得鼓鼓囊囊。内衣的衣领不得高出护士服的衣领；裙子的长度不要超出护士裙的长度；下肢应穿连裤肉色长袜，或穿白色长裤，切忌赤脚。（图1-5）

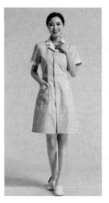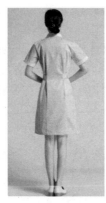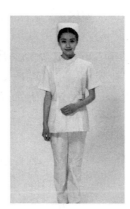

图1-5 护士的着装

（二）规范的仪态

仪态是指护士在护理活动中的表情、姿势、动作，是护士礼仪中的重要组成部分。仪态作为护士的一种无声语言，通过传递一定信息，成为护士在护理活动中的重要沟通方式之一。

1. 表情

人的表情是一种无声的"体态语言"，喜、怒、忧、思、悲、恐、惊都可以通过表情（如眼神、微笑等）表现出来。

当我们想辨别一个人的情绪时，我们既不急于看他的肢体动作，也不急于看他的穿衣打扮，而是先观察其面部表情。看人先看脸，见脸如见心。面部表情是人的内心表现，是最重要的体态语言。

1）眼神

眼神也称为目光。在人与人沟通中，眼神是最清楚、最正确的信号。护士在与患者交流时，不要斜视、窥视。因为这种眼神表示轻浮，或表示鄙夷，只能让患者产生被瞧不起而受辱的感觉。护士最好将目光落在对方的眼部以下、领口以上的区域，而不要聚焦于对方脸上的某个部位。俯视体现爱护、宽容，正视体现尊重、理性、平等。所以，在与患者交流时，护士应多采用俯视和正视。

总之，眼神往往自然地流露出内心的情感。大家也可以通过训练、学习来提高自己的礼仪修养，让眼神正确地表达自己的想法，以求更好的表达效果。此外，还要学会观察他人的眼神，从对方目光所表达的真实态度来调整自己的交往方式。

2）微笑

微笑是一种特殊的"情绪语言"，是人际交往中最富有吸引力的面部表情。

微笑服务是护士优质服务的重要内容。对新住院的患者报以微笑，有助于患者消除紧张感和陌生感，并产生亲切感和信任感。同时，微笑服务可以使患者的需求得到最大满足。患者有基本生活需求，还要求得到精神上的、心理上的满足。护理服务质量的高低，归根到底要以患者需求得到满足的程度为评判依据。

2. 姿势

姿势主要指身体呈现的样子。姿势是传递信息的一种符号，是传递感情的一种表达方式，是显现雅俗的重要标尺。

1）站姿

"立如松"，是指人的站立姿势要像青松一般端直挺拔才美，是一种静态美。护士的站姿应显示出护士的礼貌、稳重、端庄、挺拔和教养。站姿的要领是：挺胸、收腹、梗颈，自然站立，平视，微笑，双手自然下垂或体前交叉，右手放在左手上。（图1-6）

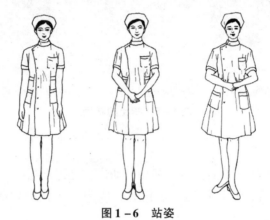

图1-6　站姿

2）坐姿

坐姿是姿势的主要内容之一，生活、学习、工作和休息都离不开坐。坐姿同样有美与丑、优雅与粗俗之分，美的坐姿能给人端正、稳重之感，"坐如钟"是体态的重要内容。护士的坐姿应体现出谦逊、诚恳、娴静、稳重的精神。坐姿的要领是：上半身挺直、双肩放松、下颌内收、颈挺直、胸部挺起、背和大腿呈90°夹角、双膝并拢、双手自然放在膝上。在交谈时，可以侧身，上身可以前倾，但脚尖切忌抖动。（图1-7）

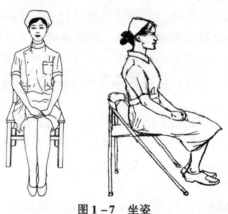

图1-7　坐姿

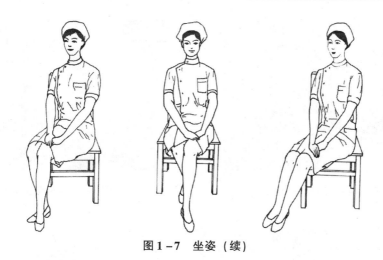

图 1-7 坐姿（续）

3）走姿

护士的走姿应该轻盈、灵敏、"行如风"，给人以轻巧、美观、柔和之感，显示出护士的端庄、文静、风雅、健美、朝气，体现出充满青春的活力。在行走时，脚尖应向着正前方，脚跟先落地，收腹挺胸，两眼平视，双肩放平、微后展，尽量避免自然摆动，步履轻捷，弹足有力，柔步无声；步伐应节奏适当，体现一种矫健、轻快、从容不迫的动态美。（图1-8）

4）端盘姿势

护士在端盘时，应双手握于方盘的两侧，掌指托物，双肘应尽量靠近身体的腰部，前臂与上臂呈90°夹角，双手端盘平腰，取放、行进平稳，不触及护士服。（图1-9）

5）推车姿势

推车时，护士应位于车后侧，双手扶把，双臂均匀用力，集中于前臂，行进、停放平稳。尽量不使腰部负重过多。推车行进中，要注意患者或车内的物品，以及周围的环境；步子不要迈得太快，要稳、要轻。转移患者时，要快中求稳，特别要关注患者的面部表情，并注意各种管子是否通畅，要使患者的头部在护士一侧。（图1-10）

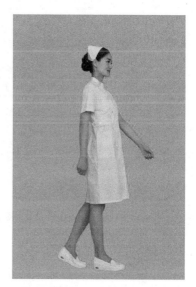

图 1-8 走姿

6）持病历夹姿势

持病历夹时，护士应用手掌握病历夹的边缘中部，将病历夹放在前臂内侧，持物手应靠近腰部，将病历夹的上前缘略内收。（图1-11）

7）拾物姿势

护士在拾物时，应以节力、美观为原则。上身挺直，双脚前后分开，屈膝蹲位，拾物，护士服的下缘不得触及地面。（图1-12）

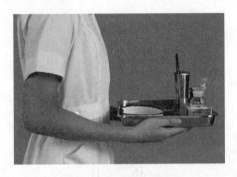

图1-9 端盘姿势

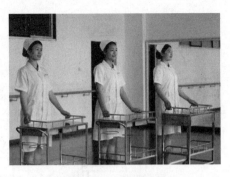

图1-10 推车姿势

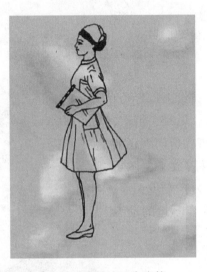

图1-11 持病历夹姿势

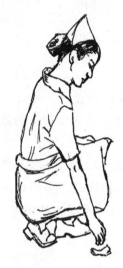

图1-12 拾物姿势

8) 开门、关门的姿势

(1) 开门：门前遇人则停步，请人先行，再用手开门；双手端物时，则侧背开门。

(2) 关门：护士出入病房后，都要及时用手将门关好，动作要轻，避免发出不必要的噪声打扰患者休息。

第二节 护士的语言交流礼仪

护士的语言交流礼仪是指护士在与患者交流的过程中应遵守的礼仪规范。在护理工作中，护患之间的相互交流与沟通主要通过语言来完成。通过语言交流，护士可以了解患者的病情、需要，可以向患者传递治疗、康复信息，有助于建立良好的医—护、护—护、护—患关系。因此，护士使用语言交流的能力会直接影响护理工作的效果。

一、护士语言的原则和技巧

了解护士语言的原则和技巧，有助于正确掌握护士的语言交流礼仪。

(一) 原则

语言可以通过神经反射作用使人的生理产生变化，良好的语言能促进治疗，刺激性的语言能导致疾病（或使原有的疾病）恶化。护士的语言是对患者进行心理治疗和心理护理的重要手段。因此，护士的语言必须具备以下原则：

1）礼貌原则

患者来自四面八方，在人格上都是平等的，没有高低贵贱之分。因此，护士必须尊重患者，礼貌待人，要用同情、真切的语言，避免冷漠、粗俗的语言。对初次入院的患者，护士更应热情地接待、耐心地解释，从而使患者情绪稳定，增强治愈的信心。

2）规范性原则

护士的语言要纯正，吐字要准确，表述要口语化、通俗化，避免使用患者难以理解的医学术语，在语句上要简洁、精练。

3）情感性原则

患者在受到疾病折磨和威胁时，渴求得到同情和体贴，这就要求护士具有强烈的同情心，表现在语言上就是要说话和气、亲切，切不可把自己的不愉快情绪带到工作中，更不能迁怒于患者。

4）保密性原则

患者一般对医护人员非常信任，愿意向他们倾诉自己的心思。所以，护士必须注意语言的保密性，切不可将患者的重要缺陷和隐私当成新闻进行传播。

(二) 技巧

护士语言的交流技巧有以下几点：

1）注意语气

语气不但可以"达意"，而且擅长"传情"。护士应使用耐心、委婉得体、轻松诙谐的语气。

2）掌握节奏

护士在与患者交流时，语速不可以太快，应控制在患者能听到、听清、听懂的速度。对于患者难理解的语句，要放慢速度，在必要时，还可以保持沉默，可以吸引对方的注意力。如果患者抢救无效后死亡，家属悲恸欲绝、哽咽哭泣，护士应得体地上前让家属靠在肩上，不要说话，轻拍家属的肩膀，会使患者家属痛失亲人的悲哀得到良好的宣泄，不至于号啕大哭。

3）认真倾听

说话是艺术，倾听是修养。护士专注地倾听患者和家属的诉说，能使对方产生一种依赖感。护士在倾听时，应注意哪些话题是患者想避免的，以及患者在何种情况下会转移话题。

4）适当提问

适当提问是交流成功的"敲门砖"，是护患沟通的良好开端。通过提问，护士还能从患者的回答中发现问题的实质，为下一步护理诊断提供依据。在提问时，护士要把握气氛、时间及效果。

5）诚恳说服

说服，就是要使自己的想法变成他人的行动。说服工作是护理治疗的重要组成部分。在与患者进行交流沟通时，护士会发现患者的很多护理问题。例如，因缺乏知识，表现出对疾病、药物知识、术后饮食的不了解;因担心疾病反复,表现出焦虑等心理问题;等等。所有这些护理问题,都需要护士通过说服工作去解决。通过说服,护士用自己掌握的相关医学护理知识,促成患者预防疾病的行动,从而改变患者的认知方法、观念、行为习惯等,以达到增进患者健康的目的。

6)热情鼓励

鼓励,就是护士用自己的语言鼓励患者树立战胜疾病的信心,从而积极配合治疗和护理。对患者取得的每一点进步,护士都要及时给予肯定和鼓励,用"您很坚强""您做得很好""要坚持这样做下去,效果会更好"等语言激励患者,使其树立信心、增加勇气。例如,脑血管疾病患者需要进行肢体功能锻炼,在患者艰难行走时,护士要及时给予鼓励——"好,很好!不要怕,再往前迈一步!"

二、护士和患者的交谈礼仪

护士除了护理患者外,还与患者有许多言谈交流。护士的言谈对稳定患者的情绪、推进自己的工作有很大的作用。所以,对此有很高的礼仪要求。

(一)礼貌称谓

护士对患者的礼貌称谓,可以分为两种:

1)按年龄称呼

对老年患者可以称呼"××大爷""××大娘";对中年患者可以称谓"××先生""××女士";对青年患者可以称谓"××先生""××小姐";对少儿患者可以称谓"××同学""××小朋友"。

2)按职务称呼

对在职干部可以称谓"××局长""××科长"等;对离休干部可以按原职位称呼;对知识分子可以按其职位或职称称呼。

(二)交谈的话题

护士在与患者交谈时,宜选的主题有两类:一类是与健康有关的主题;另一类是使人心情愉悦的话题。

1. 与健康有关的话题

为了做好入院患者的评估,护士应与患者交谈,收集评估患者所需的各项资料,包括了解患者的一般情况、过去史、家庭史、个人史、现病史等。为了保证治疗和护理工作的顺利进行,护士要常常与患者交流治疗的效果,经常进行卫生宣传教育等。

2. 使人心情愉悦的话题

1)患者感兴趣的话题

例如,与医生交谈时,宜谈健身祛病法;与学者交谈时,宜谈治学之道;与作家交谈时,宜谈文学创作;等等。

2)高雅的主题

谈论一些内容文明、高雅的话题,如文学、艺术、哲学、历史、地理、建筑等。

3)轻松的主题

谈论一些令人轻松愉快、饶有情趣的话题,如文艺演出、流行时装、美容美发、体育比赛、电影电视、休闲娱乐、旅游观光、名胜古迹、风土人情、天气状况等。

3. 忌谈的话题

1）个人隐私

在交谈中，若双方是初次交谈，则切勿对有关患者的收入、婚恋、家庭、健康、经历等涉及个人隐私的主题加以谈论。

2）捉弄人的话题

在交谈中，切不可对患者尖酸刻薄、油腔滑调、开玩笑、口出无忌，也不可挖苦对方所短，调侃、取笑对方，成心让对方出丑。

3）非议他人话题

在交谈中，切不可传播是非、造谣生事，非议其他不在场的人士。

4）令人反感的话题

在交谈中，有时可能不慎谈及令患者感到伤感、不愉快的话题，以及患者不感兴趣的话题。碰上这种情况时，护士应立即转移话题，必要时要向患者道歉，千万不要将错就错、一意孤行。常见的这类话题有凶杀、惨案、灾祸、死亡、挫折等。

（三）交谈的方式

护患交流有一些具体的交谈方式和技巧。

1. 双向共感

在交谈中，护士切忌一味宣泄个人的情感，而不考虑患者的反应。因此，护士在与患者的交谈中要注意双向交流，并且在可能的前提下，尽量使交谈围绕患者进行，无论如何都不能妄自尊大，忽视患者的存在。

2. 神态关注

在交谈中，各方都希望自己的见解为对方所接受，因此从某种意义上讲，"说"的一方并不难，难就难在"听"的一方。古人说："愚者善说，智者善听。"所以，在倾听患者时，护士应表情认真、目视对方，聚精会神，并配合动作和语言，以微笑、点头等动作表示支持、赞成和肯定，以"嗯""是""没错"等短语加以呼应。

3. 言辞委婉

在与患者交谈时，护士不要直接提及令患者不快、反感的事，更不能因此伤害其自尊心。必要时，在说法上应含蓄、婉转、动听，并留有余地。

4. 礼让对方

在交谈中，护士务必争取以患者为中心，处处礼让患者、尊重患者，尤其要注意以下几点。

1）不要独白

既然交谈讲究双向沟通，那么，在交谈中就要目中有人，不要独白，多给患者发言的机会。

2）不要冷场

冷场，即从头到尾保持沉默，不置一词，从而使交谈气氛沉闷。在与患者交谈中，不论交谈的主题与自己是否有关，自己是否有兴趣，都应热情投入，积极合作。万一交谈中因他人之故冷场，切勿"闭嘴"不理，而应努力"救场"；还可以转移话题，保持与患者的交谈畅通无阻。

3）不要插嘴

出于对患者的尊重，在患者讲话时，护士尽量不要在中途予以打断，突如其来、不经允许地插嘴。这种做法不仅干扰了对方的思路，破坏了交谈的效果，还会给人自以为是、喧宾夺主之感。确需发表个人意见或进行补充时，应待患者把自豪感讲完，或是在对方首肯后发言。不过，插话次数不宜多，时间不宜长。

4）不要抬杠

抬杠，是指喜欢与人争辩，且固执己见、强词夺理。在与患者的一般交谈中，护士不要与患者抬杠。

5）不要否定

在交谈中，若患者所述无伤大雅，且无关大是大非，护士一般不宜当面否定，以免让对方下不了台。

6）适可而止

与其他形式的交际活动一样，交谈也受制于时间。这样不仅可以使下次交谈还有话可说，还会使每次交谈都令人回味。

第三节　护患沟通技巧

医院为患者提供周到的技术性服务，这种服务质量的提高有赖于和谐、融洽的护患关系来融合和促进，而护患之间的礼貌、礼仪正是其间的润滑剂。这对护士在工作过程中的表现提出了严格的要求。

一、接待急诊患者

接待急诊患者时，护士要体现急诊急处理、沉着、迅速、敏捷、果断的能力。对于平车或轮椅送入院的患者，护士要主动、热情、上前迎接：

"请问，您哪儿不舒服？"

"先跟我来这里休息一下好吗？"

"我为您测血压，医生马上就来。"

对于意识不清的患者，护士要先安慰家属，并请家属配合。

"您请坐，别着急，我们会尽力的，请放心。"

"请您先讲述一下他的发病经过好吗？"

对于外伤、出血、骨折的患者，护士应迅速协助医生止血、固定，并做好手术前准备，通知相关科室，还要安慰患者和家属。

"请您安静，不要乱动，这对您很重要。"

"我们正在为您准备手术，请您配合一下，我来为您抽血，进行必要的化验与配血。"

二、接待门诊患者

患者来就诊时，护士应热情迎接，并诚恳地自我介绍：

"我是××科室的护士，请问，我能为您做点什么？"

"请问，您哪里不舒服？"

"我需要登记您的病历，请问您的姓名、住址……？"

"您的病需要内科医生诊治，请您随我到内科诊室就诊。"

如果发热患者来就诊，护士在为其测体温时就要解释：

"您来院前发烧了吗？我需要测量您的体温，这是您的体温计，我来帮您放好。"

如果发热、腹痛患者前来就诊，护士为其做生化检查时，也应解释：

"您现在需要抽血化验检查，我送您去好吗？"

三、接待入院患者

入院患者是指需要住院进行治疗的患者。

见到入院患者时，护士要起立面对患者，微笑相迎，并和声细语地说：

"您好！我是××护士，来为您安排床位，请把您的病历交给我。"

然后，护士应双手接过病历，以示尊重。在场的其他护士也要抬头并颔首微笑，表示欢迎。

在为年老体弱重患测量体重时，护士要上前搀扶。

在介绍患者的责任护士和管床医生时，护士要微笑着对患者说：

"这位是×××，是您的责任护士，他会详细地给您介绍入院后应注意的有关情况。"

由责任护士继续了解患者的身心健康资料、患者的需求，并向患者介绍住院规则及有关的保健知识。同时，护士要尽快通知值班医生。

四、送别出院患者

患者痊愈出院时，护士应予以真诚的祝贺，送别时说：

"××先生，祝贺您康复出院！脱去病员服，您的气色显得更好了，真为您高兴。"

患者离去时，要热诚地送一段距离，并嘱托：

"您走好。"

"请慢走。"

"请多多保重。"

切忌说："欢迎下次再来。"

一般来说，可将患者送到病区门口，走出视线外；送到电梯口，待电梯关闭后；送到汽车上，待发动机启动后。

五、接待小患者

护士要为小患者树立良好的自我形象，服装合体、清洁、美观，微笑、友好、和蔼可亲，发音清晰、语音柔和、语调婉转。例如，称呼多用"××小朋友""××小同学"；多用"请""谢谢""对不起""别客气""没关系"等文明用语；少用"不许""不行""不要"等命令性语句。

护士要尽快与小患者沟通。

"小朋友，咱俩认识一下吧，我已经知道你叫××，我是××护士阿姨，现在在办公室工作。"

"小朋友，和阿姨交个朋友，咱们拉拉手吧！欢迎你的到来。"

"你长得真漂亮。"

"××小朋友，认识你真高兴，我们一定会成为好朋友的，是吗？"

"你住在×号病室××床，看，这是给你用的桌子和柜子，喜欢吗？"

在为小患者进行治疗和护理时，也要讲究方法。

"你是××小朋友吗？来，阿姨喂你把药服下，你咽得很好。"

"真听话，如果你每天都这样吃药，病就会好，你就可以早上学了。"

"××小朋友，阿姨要给你打针了，阿姨会轻轻地、慢慢地，……，你很勇敢，表现真不错，你真行，我一定告诉别的小朋友向你学习。"

六、接待孕产妇

无论是在待产室、产房，还是在病室，护士都应在语言、举止等方面表现出对孕产妇的极大关怀，突出孕产妇在此的"中心"地位。

1. 病室

见面时：

"您好，欢迎您来到妇产科，我是××护士，非常乐意为您服务。"

迅速安排孕产妇到床位后：

"请问您现在有什么不舒服吗？腹痛吗？我先为您听听胎心音。"

"现在您的子宫收缩已规律，宫口打开二指，需要到待产室继续观察，我用推车送您过去好吗？"

2. 待产室

常用语言：

"我现在将胎心监测仪为您装上。"

"目前胎心音正常，胎位也正常，您可以抓紧时间闭上眼睛休息一会儿，留住力气。我去看看那位产妇，马上就过来。"

3. 产房

常用语言：

"正常的子宫收缩节律是……您现在的子宫收缩非常正常。"

"非常对不起，让您疼痛了！"

"生孩子对女性来说是一件人生大事，我们会与您共渡难关的。"

护士可以握住产妇的手，抚摸其腹部，为其擦去汗水。有条件的医院可以设置"家庭产房——爸爸给力量"，有助于缩短产程，让产妇放心。

4. 产后

常用语言：

"祝贺您做母亲了，宝宝很健康、很漂亮，真为您高兴！"

为新生儿擦洗干净，待胎盘娩出、侧切口缝合处理完毕后，将新生儿抱到产妇身旁，促进亲情建立。

七、接待老年患者

对老年患者，要选择合适的称呼。对尚不明确其身份、姓名的老年患者，可以试探性地

询问:

"请问这位老先生(老师傅、老大爷、大伯)您贵姓?怎么称呼您呢?"

"请问前辈(老师、老夫人、老大娘、大婶)您的尊姓大名?"

当了解患者的基本情况后,应分别给予适当的称呼。

在与老年患者交谈时,应多使用敬语,以商量的语气。例如:

"您还好吗?"

"您看这样行吗?"

"您觉得这样做是不是有困难?如果有困难,请告诉我们。"

"在您面前我们都是晚辈,如果有做得不周到的地方,请您多多包涵。"

老年人往往非常在意别人对自己的态度,因其听力逐渐下降,所以护士在与老年患者交流时,体态语言极为重要。常以聆听为主,顺势提出自己的建议,辅以适度的表情(如微笑着点头、同情地注视),以及轻柔的动作,协助老年患者顺利完成各项诊疗、护理操作,往往能博得老年患者的信任。

八、接待年轻异性患者

现在临床护理工作人员普遍年轻化,因而在对异性患者的护理中要掌握分寸。如果分寸掌握得不好,就会给患者带来错觉,招致意想不到的麻烦。

如果有异性患者向护士表示亲近,护士就要表现出不卑不亢的原则。这是最得体的拒绝方式。注意:千万不要谩骂患者。否则,除了会使患者感到难堪外,这些粗暴的行为还可能加重患者的病情。

在对异性患者的护理中,应避免过度热情,只要以礼相待、做好该做的事就行了。

在异性患者面前,护士应避免交谈个人的事情,特别要回避感情方面的话题;要分清患者与护士间的界线,并以此为界去判断自己与患者的交流是否超出了范围。

第二章

基础护理操作技术

基础护理操作技术主要包括：无菌操作铺无菌盘技术、生命体征的测量技术、给药技术（雾化吸入疗法、皮内注射法、皮下注射法、密闭式静脉输液法、输液泵的使用）、静脉血标本采集技术、急救基本技术（氧气吸入疗法、心电监护、单人徒手心肺复苏术）、留置胃管技术、胃肠减压术、留置导尿术、术前皮肤准备技术。

第一节 无菌操作铺无菌盘技术

【学习目标】
（1）理解无菌操作原则。
（2）熟练完成铺无菌盘技术。

【导学案例】
患者王某，女，50岁。因进行性吞咽困难半年，加重2个月。诊断：食管中段癌，在全麻下行食管中段癌根治术、食管—胃弓上吻合术。术后第3天伤口换药，伤口处正常肉芽生长，为该患者准备换药盘。

【任务实施】
1. 操作准备
（1）护士准备：衣、帽、鞋整洁，修剪指甲，七步洗手，戴口罩。
（2）用物准备：无菌持物钳（镊）、无菌容器、所夹取或传递的无菌物品、无菌包内置无菌巾、无菌盘等。
（3）环境准备：环境清洁，光线充足，操作台清洁、干燥、平坦。
2. 操作程序
无菌操作铺无菌盘技术的操作程序如表2-1所示。

表2-1 无菌操作铺无菌盘技术的操作程序

流程	操作步骤
检查	● 检查无菌包的名称、灭菌有效期及灭菌指示胶带；查看无菌包有无破损及潮湿等情况，一般灭菌物品的有效期为7天，如果标记模糊、过期或潮湿，则不可使用
清洁	● 清洁治疗盘
开包	● 先打开无菌包外角，再揭开左右两角，最后打开内角。开包时，手只能接触四角外面，不可触及包布内面

续表

流程	操作步骤
取物	• 用无菌持物钳取出无菌物品，放在事先备好的无菌区域内 • 如果包布内用物一次用不完，则按原折痕包起，按"一"字形扎好，并注明开包日期及时间。"一"字形包扎表示此包已打开过，包内物品的有效期为 24 h
铺治疗巾	• 单层底铺法：双手捏住上层治疗巾的外面两角，轻轻抖开，将其双折，平铺于治疗盘中，将上层扇形折叠至对侧，开口向外 • 双层底铺法：双手捏住治疗巾一边的外面两角，轻轻抖开，从远到近折三折，成双底层，将上层呈扇形折叠，开口向外
放物品	• 将所需物品放于铺好的无菌盘内，紧凑、规律放置
盖盘	• 双手捏住治疗巾反折两角外面，向下覆盖，将无菌治疗巾的边缘对齐，在开口处向上反折两次，两侧边缘向下反折一次
记录	• 注明铺盘名称及时间（4 h 内有效）

3. 注意事项

（1）严格遵守无菌操作原则。

（2）操作时，非无菌物品及身体应与无菌盘保持适当的距离，勿触及无菌面，不可跨越无菌区。

（3）铺无菌盘的区域应保持清洁、干燥，避免无菌巾潮湿、污染。

（4）已铺好的无菌盘应尽早使用，有效期不得超过 4 h。

【任务评价】

无菌操作铺无菌盘技术的评价标准如表 2-2 所示。

表 2-2 无菌操作铺无菌盘技术的评价标准

项目类别（分值）	项目	技术要求	评分等级 A	评分等级 B	评分等级 C	得分	备注
素质要求（3分）	服装	衣、帽、鞋整洁，符合职业要求	1	0.5	0		
	仪表	仪表大方，举止端庄，轻盈矫健	1	0.5	0		
	语言	语言流畅，态度和蔼，面带微笑	1	0.5	0		
操作准备（5分）	护士	修剪指甲，七步洗手，戴口罩	1	0.5	0		
	用物	用物齐全，摆放合理	3	2	1		
	环境	病室整洁、安静、安全	1	0.5	0		
铺无菌盘（85分）	检查	检查无菌包的名称、灭菌有效期及灭菌指示胶带；查看无菌包有无破损及潮湿等情况，灭菌物品的有效期一般为 7 天，如果标记模糊、过期或潮湿，则不可使用	3	2	0		
	清洁	清洁治疗盘	2	1	0		

续表

项目类别(分值)	项目	技术要求	评分等级 A	评分等级 B	评分等级 C	得分	备注
铺无菌盘(85分)	开包	先打开无菌包的外角,再揭开左右两角,最后打开内角。开包时,手只能接触四角外面,不可触及包布内面	16	12	8		
	取物	用无菌持物钳取出无菌物品,放在事先备好的无菌区域内	8	6	4		
		如果包布内用物一次用不完,则按原折痕包起,按"一"字形扎好,并注明开包日期及时间。"一"字形包扎表示此包已打开过,包内物品的有效期为 24 h	8	6	4		
	铺治疗巾	单层底铺法:双手捏住上层治疗巾的外面两角,轻轻抖开,将其双折平铺于治疗盘中,将上层扇形折叠至对侧,开口向外	10	8	6		
		双层底铺法:双手捏住治疗巾一边的外面两角,轻轻抖开,从远到近折三折,成双底层,上层呈扇形折叠,开口向外	10	8	6		
	放物品	将放所需物品放于铺好的无菌盘内	10	8	6		
	盖盘	双手捏住治疗巾反折两角外面,向下覆盖	5	3	1		
		将无菌治疗巾的边缘对齐	5	3	1		
		在开口处向上反折两次,两侧边缘向下反折一次	5	3	0		
	记录	注明铺盘名称及时间（4 h 内有效）	3	2	1		
评价(7分)	操作方法	操作程序正确,动作规范,操作熟练	2	1	0		
	效果	符合无菌操作要求	5	3	1		

第二节 生命体征的测量技术

【学习目标】

（1）熟练掌握生命体征的测量方法及注意事项。

（2）熟悉生命体征的记录方法。

（3）了解生命体征的正常范围。

（4）具备良好的礼仪规范,与患者沟通融洽,体现人文关怀。

【导学案例】

患者刘某，女，58岁。甲亢病史六年多。近日来转移性右下腹疼痛明显。拟诊断为急性阑尾炎，保守治疗效果不良。于今日上午10:00紧急行阑尾切除术，11:35返回病房。下午1:00，患者开始烦躁不安，呼吸急促，大汗淋漓，感到恶心，呕吐。遵医嘱给予生命体征的测量。

【任务实施】

1. 操作准备

（1）护士准备：衣、帽、鞋整洁，修剪指甲，七步洗手，戴口罩。

（2）患者准备：在测量生命体征前20~30 min，排除影响生命体征变化的因素。

（3）用物准备：治疗盘、清洁容器（内盛体温计1支）、另备一容器盛放测量后的体温计、弯盘、清洁纱布；血压计、听诊器、记录本、笔、有秒针的表；若测量肛温，则应准备润滑油、棉签、卫生纸、医疗垃圾桶、生活垃圾桶等。

（4）环境准备：环境清洁，光线充足，温度适宜。

2. 操作程序

生命体征测量技术的操作程序如表2-3所示。

表2-3 生命体征测量技术的操作程序

流程	操作步骤
评估解释	• 核对患者的床号、姓名 • 评估患者并向患者（或家属）解释，取得合作
核对检查	• 核对医嘱、体温计数量及种类 • 检查血压计、秒表的功能是否完好
患者准备测量体温	• 备齐用物，携至患者床旁，再次核对 • 协助患者取舒适体位 • 检查体温计，将水银柱甩至35℃刻度线以下 • 酌情协助患者解开衣扣 • 用纱布擦干腋下汗液 • 将体温计水银端放入腋窝深处 • 嘱患者屈臂过胸，夹紧10 min
测量脉搏	• 手臂放于舒适位置，腕部伸展 • 以食指、中指、无名指的指端按在桡动脉处，压力适中，以能清楚触及脉搏为宜 • 计数30 s，将所得数值乘以2，即为脉率。如果有异常，则测1 min
测量呼吸	• 护士保持诊脉手势，分散患者注意力 • 观察患者胸部或腹部的起伏，一起一伏为一次呼吸 • 计数30 s，将所得数值乘以2，即为呼吸频率。如果有异常，则测1 min
测量血压	• 协助患者卷袖、露臂、掌心向上、手臂伸直 • 血压计平放于上臂旁，使血压计的水银柱位于零点，肱动脉与心脏在同一水平 • 打开血压计与水银槽的开关 • 驱尽袖带内的空气，平整地缠于患者的上臂中部，下缘距肘窝2~3 cm，松紧以能伸入一指为宜 • 戴听诊器，触摸肱动脉，将听诊器胸件置于肱动脉搏动最明显处 • 一手握住输气球并关闭开关，另一手固定听诊器，均匀充气至肱动脉搏动音消失，再升高20~30 mmHg

续表

流程	操作步骤
测量血压	• 缓慢放气，使水银柱以每秒 4 mmHg 的速度下降，注意视线与水银柱的顶端保持在同一水平 • 当在听诊器中听到第一声搏动音时，此时水银柱所指刻度为收缩压；继续放气，当搏动音突然变弱或消失时，此时水银柱所指刻度为舒张压 • 测量完毕，取下袖带，驱尽袖带内的空气，整理袖带，放于盒内 • 将血压计向右倾斜 45°，使水银全部流回水银槽内，关闭水银槽开关，盖上盒盖
整理记录	• 协助患者穿好衣服，取舒适卧位 • 取体温计，清点数量 • 七步洗手，记录测量数值

3. 注意事项

（1）在为婴幼儿、意识不清或不合作的患者测量生命体征时，护理人员应守候在患者身旁。

（2）如果有影响测量生命体征的因素，则应休息 30 min 后再测。

（3）如果发现生命体征数值与病情不符，则应复测。

（4）对于极度消瘦者，不宜测腋温。

（5）勿用拇指诊脉，当脉搏细弱，甚至摸不着时，可用听诊器听心率 1 min。

（6）对于呼吸不规则的患者或婴幼儿，应测 1 min；对于长期观察血压的患者，应做到"四定"：定时间、定部位、定体位、定血压计。

（7）排除影响血压的因素：血压计袖带过宽则测得的血压值偏低，袖带过窄则测得的血压值偏高；血压计袖带绑扎过紧则测得的血压值偏低，袖带绑扎过松则测得的血压值偏高。

【任务评价】

生命体征测量技术的评价标准如表 2-4 所示。

表 2-4 生命体征测量技术的评价标准

项目类别（分值）	项目	技术要求	评分等级 A	评分等级 B	评分等级 C	得分	备注
素质要求（3分）	服装	衣、帽、鞋整洁，符合职业要求	1	0.5	0		
	仪表	仪表大方，举止端庄，轻盈矫健	1	0.5	0		
	语言	语言流畅，态度和蔼，面带微笑	1	0.5	0		
操作准备（5分）	护士	修剪指甲，七步洗手，戴口罩	1	0.5	0		
	患者	患者了解操作目的，并愿意合作	1	0.5	0		
	用物	用物齐全，摆放合理	2	1	0.5		
	环境	病室整洁、安静、安全	1	0.5	0		
生命体征测量（86分）	评估解释	核对患者的床号、姓名	2	1	0.5		
		评估患者，并向患者（或家属）解释，取得合作	2	1	0.5		
	患者准备	备齐用物，携至患者床旁，再次核对	2	1	0.5		
		协助患者取舒适体位	3	2	1		

续表

项目类别（分值）	项目	技术要求	评分等级 A	评分等级 B	评分等级 C	得分	备注
生命体征测量（86分）	测量体温	检查体温计，将水银柱甩至35℃刻度线以下	3	2	1		
		酌情协助患者解开衣扣	2	1	0.5		
		用纱布擦干腋下汗液	2	1	0.5		
		将体温计水银端放入腋窝深处	3	2	1		
		嘱患者屈臂过胸，夹紧10 min	4	3	2		
	测量脉搏	手臂放于舒适位置，腕部伸展	2	1	0.5		
		以食指、中指、无名指的指端按在桡动脉处，压力适中，以能清楚触及脉搏为宜	4	3	2		
		计数30 s，将所得数值乘以2，即为脉率。如有异常，则测1 min	4	3	2		
	测量呼吸	护士保持诊脉手势，分散患者注意力	3	2	1		
		观察患者胸部或腹部的起伏，一起一伏为一次呼吸	3	2	1		
		计数30 s，将所得数值乘以2，即为呼吸频率。如有异常，则测1 min	4	3	2		
	测量血压	协助患者卷袖、露臂、掌心向上、手臂伸直	3	2	1		
		血压计平放于上臂旁，使血压计的水银柱位于零点、肱动脉与心脏在同一水平	4	3	2		
		打开血压计与水银槽的开关	2	1			
		驱尽袖带内的空气，平整地缠于患者的上臂中部，下缘距肘窝2~3 cm，松紧以能伸入一指为宜	4	3	2		
		戴听诊器，触摸肱动脉，将听诊器胸件置于肱动脉搏动最明显处	3	2	1		
		一手握住输气球并关闭开关，另一手固定听诊器，均匀充气至肱动脉搏动音消失，再升高20~30 mmHg	4	3	2		
		缓慢放气，使水银柱以每秒4 mmHg的速度下降，注意视线与水银柱的顶端保持在同一水平	4	3	2		
		当在听诊器中听到第一声搏动音时，此时水银柱所指刻度为收缩压；继续放气，当搏动音突然变弱或消失时，此时水银柱所指刻度为舒张压	4	3	2		
		测量完毕，取下袖带，驱尽袖带内的空气，整理袖带，放于盒内	3	2	1		
		将血压计向右倾斜45°，使水银全部流回水银槽内，关闭水银槽开关，盖上盒盖	4	3	2		

续表

项目类别（分值）	项目	技术要求	评分等级 A	评分等级 B	评分等级 C	得分	备注
测量生命体征（86分）	整理记录	协助患者穿好衣服，取舒适卧位	3	2	1		
		取回体温计，清点数量	2	1	0.5		
		七步洗手，记录测量数值	3	2	1		
评价（6分）	操作方法	操作程序正确，动作规范，操作熟练	2	1	0.5		
	操作效果	目的达到，患者无创伤及其他并发症	2	1	0.5		
	护患沟通	解释合理、有效，体现人文关怀，患者感到满意	2	1	0.5		

第三节 给药技术——超声波雾化吸入疗法

【学习目标】

（1）熟练掌握超声波雾化吸入的给药方法。

（2）要求做到态度认真负责、严格查对、方法正确、过程完整、无差错发生。

【导学案例】

患者王某，男，78岁，慢性支气管炎，近日咳嗽加剧，痰液黏稠，咳出困难，主诉非常不适，来院就诊。

医嘱：林可霉素0.5 g/im/bid。α-糜蛋白酶雾化吸入/qd。

【任务实施】

1. 操作准备

（1）护士准备：衣、帽、鞋整洁，修剪指甲，七步洗手，戴口罩。

（2）患者准备：患者了解超声波雾化吸入的目的、方法、注意事项及配合要点；护士协助患者取舒适体位。

（3）用物准备：超声波雾化吸入器一套、药液、治疗巾、弯盘、适量冷蒸馏水、生理盐水、医疗垃圾桶、生活垃圾桶等。

（4）环境准备：环境清洁，光线充足，温度适宜。

2. 操作程序

超声波雾化吸入疗法的操作程序如表2-5所示。

表2-5 超声波雾化吸入疗法的操作程序

流程	操作步骤
评估解释	• 向患者解释并取得合作 • 评估患者的意识情况

续表

流程	操作步骤
核对检查	• 核对患者的床号、姓名、医嘱、药液 • 核对药液标签，即药名、浓度、剂量、有效期（口述）及药液质量
雾化器准备	• 检查并关闭超声波雾化器的开关；检查超声波性能及各部件的完整性，并将各部件按顺序连接，关闭雾化器的所有开关 • 水槽中加入冷蒸馏水：要求水位能完全浸没雾化罐底部的透声膜，水量根据使用的超声波雾化器的型号而定 • 雾化罐中加入药液：根据医嘱准备药物，并将药物用生理盐水稀释至 30～50 mL，加入雾化罐，旋紧盖，然后将雾化罐放入水槽
核对解释	• 备齐用物，携至患者床旁，再次核对患者的床号、姓名
安置体位	• 协助患者取坐位、半坐位或侧卧位 • 颌下铺治疗巾
接通电源	• 打开电源开关（根据型号决定是否需要预热，如果需要预热，时间一般为 3～5 min），调整定时开关至所需时间 • 打开雾化器开关，这时可见药液呈雾状喷出
调节雾量	• 根据需要调节雾量，将口含嘴放入患者口中或为患者戴上面罩。使用面罩时，应遮住患者口鼻 • 指导患者用嘴吸气，用鼻呼气 • 治疗时间为 15～20 min
治疗结束	• 治疗结束后，取下口含嘴，先关闭雾化器开关，再关闭电源开关
整理记录	• 擦干患者面部，摆好体位 • 倒掉水槽内的水并擦干，将口含嘴或面罩、雾化罐、螺纹管放入消毒液，浸泡消毒 1 h。消毒后取出冲净，晾干备用 • 整理用物，七步洗手 • 记录雾化时间、患者反应

3. 注意事项

（1）水槽内无水，雾化罐内无药液不能开机。

（2）水槽内严禁加入温水或热水。如果使用中的水槽内水温超过 50 ℃，应停机并更换冷蒸馏水。

（3）在治疗中如果发现雾化罐中的药液量过少而影响正常雾化，应及时添加药液，加药时可以不关机。

（4）水槽底部的晶体换能器和雾化罐底部的透声膜质脆易碎，操作时应轻拿轻放。

（5）连续使用超声波雾化器时，中间应间隔 30 min。

【任务评价】

超声波雾化吸入疗法的评价标准如表 2-6 所示。

表 2-6 超声波雾化吸入疗法的评价标准

项目类别（分值）	项目	技术要求	评分等级 A	评分等级 B	评分等级 C	得分	备注
素质要求（6分）	服装	衣、帽、鞋整洁，符合职业要求	2	1	0.5		
	仪表	仪表大方，举止端庄、轻盈矫健	2	1	0.5		
	语言	语言流畅，态度和蔼，面带微笑	2	1	0.5		
操作准备（10分）	护士	修剪指甲，七步洗手，戴口罩	2	1	0.5		
	患者	患者了解操作目的，并愿意合作	2	1	0.5		
	用物	用物齐全，摆放合理	4	3	2		
	环境	病室整洁、安静、安全	2	1	0.5		
超声波雾化吸入疗法（74分）	评估解释	向患者解释并取得合作	3	2	1		
		评估患者的意识情况	3	2	1		
	核对检查	核对患者的床号、姓名、医嘱、药液	4	3	2		
		核对药液标签，即药名、浓度、剂量、有效期（口述）及药液质量	5	4	3		
	雾化器准备	检查并关闭超声波雾化器的开关；检查超声波性能及各部件的完整性，并将各部件按顺序连接，关闭雾化器的所有开关	5	4	3		
		水槽中加入冷蒸馏水：要求水位能完全浸没雾化罐底部的透声膜，水量根据使用的超声波雾化器的型号而定	5	4	3		
		雾化罐中加入药液：根据医嘱准备药物，并将药物用生理盐水稀释至 30～50 mL，加入雾化罐，旋紧盖，然后将雾化罐放入水槽	5	4	3		
	核对解释	备齐用物，携至患者床旁，再次核对患者的床号、姓名	4	3	2		
	安置体位	协助患者取坐位、半坐位或侧卧位	3	2	1		
		颌下铺治疗巾	3	2	1		
	接通电源	打开电源开关（根据型号决定是否需要预热，如果需要预热，时间一般为 3～5 min），调整定时开关至所需时间	3	2	1		
		打开雾化器开关，这时可见药液呈雾状喷出	2	1	0.5		

续表

项目类别（分值）	项目	技术要求	评分等级 A	评分等级 B	评分等级 C	得分	备注
超声波雾化吸入疗法（74分）	调节雾量	根据需要调节雾量，将口含嘴放入患者口中或为患者戴上面罩。使用面罩时，应遮住患者口鼻	4	3	2		
		指导患者用嘴吸气，用鼻呼气	5	4	3		
		治疗时间为 15~20 min	3	2	1		
	治疗结束	治疗结束后，取下口含嘴，先关闭雾化器开关，再关闭电源开关	4	3	2		
	整理记录	擦干患者面部，摆好体位	2	1	0.5		
		倒掉水槽内的水并擦干，将口含嘴或面罩、雾化罐、螺纹管放入消毒液，浸泡消毒 1 h。消毒后取出冲净，晾干备用	5	4	3		
		整理用物，七步洗手	3	2	1		
		记录雾化时间、患者反应	3	2	1		
评价（10分）	操作方法	操作程序正确，动作规范，操作熟练	2	1	0.5		
	操作效果	患者无不适反应	3	2	1		
		符合无菌操作要求	3	2	1		
	护患沟通	解释合理、有效，体现人文关怀，患者感到满意	2	1	0.5		

第四节　给药技术——皮内注射法

【学习目标】
（1）熟练掌握皮内注射穿刺的方法。
（2）操作过程中严格遵守注射原则，无菌概念强。

【导学案例】
患者王某，女，70岁。因身体不适自行来内科就诊，诊断为肺部感染，医嘱予以青霉素治疗。在就诊时和皮试前，患者均否认有过敏史，门诊注射室张护士按规定程序执行青霉素皮试。

【任务实施】

1. 操作准备

（1）护士准备：衣、帽、鞋整洁、修剪指甲，七步洗手，戴口罩。

（2）患者准备：患者能理解试验的目的、作用、操作过程及操作中可能出现的不适，不空腹、无青霉素过敏史，能配合操作，护士协助患者取舒适体位，暴露注射部位。

（3）用物准备：治疗盘、皮肤消毒液、无菌干棉签（一次性）、砂轮、启瓶器、无菌带盖方盘、0.9%氯化钠注射液、青霉素G（80万U）、1 mL注射器、5 mL注射器、治疗碗、免洗手消毒凝胶（液）、弯盘、2 mL注射器、0.1%盐酸肾上腺素、注射卡等。

（4）环境准备：环境清洁，光线充足，温度适宜。

2. 操作程序

皮内注射法的操作程序如表2-7所示。

表2-7 皮内注射法的操作程序

流程	操作步骤
核对解释	• 核对患者的床号、姓名，向患者（或家属）解释，并取得合作
核对检查	• 核对医嘱、注射卡 • 核对青霉素及0.9%氯化钠注射液，检查药物标签，即药名、浓度、剂量、有效期、批号（口述）及药物质量等
准备药液	• 启瓶盖 • 消毒瓶口、瓶颈、待干 • 检查注射器的包装、有效期与质量 • 将5 mL注射器打开，抽吸0.9%氯化钠注射液4 mL，注入青霉素瓶，溶解药物 • 用1 mL注射器抽取青霉素液0.1 mL，加0.9%氯化钠注射液至1 mL，摇匀后弃去0.9 mL，将余下的0.1 mL加0.9%氯化钠注射液至1 mL，摇匀后弃去0.75 mL，将余下的0.25 mL加0.9%氯化钠注射液至1 mL，摇匀后即为浓度为500 U/mL的青霉素过敏试验液 • 排尽空气，套上护针帽，置于无菌治疗盘内
记录	• 注明青霉素过敏试验液的名称及配制时间，备用
核对解释	• 备齐用物，携至患者床旁，核对患者的床号、姓名
选择部位	• 安置舒适、正确体位 • 选用前臂掌侧下端
皮肤消毒	• 用70%乙醇消毒皮肤，待干
核对排气	• 核对患者的姓名、药物 • 排尽空气
进针推药	• 左手绷紧皮肤，右手持注射器，食指固定针栓；针尖斜面向上，与皮肤呈5°夹角刺入皮肤，待针尖斜面完全刺入皮内后，放平注射器，固定针栓；推药0.1 mL，使局部隆起呈半球状皮丘后，迅速拔出针（勿按）
再次核对	• 再次核对患者的姓名、药物

续表

流程	操作步骤
整理用物	• 安置患者舒适体位 • 清理用物 • 推治疗车回处置室,将针头置于锐器盒内,垃圾分类处理
记录	• 七步洗手,取下口罩 • 20 min后观察并作出判断、记录试验结果

3. *注意事项*

1)青霉素过敏试验液配制

(1)配制过敏试验液时,必须用0.9%氯化钠溶液稀释,每次配制时,均应将溶液摇匀。

(2)青霉素过敏试验液需要现用现配,剂量准确。

(3)在配制前,应询问患者的用药史、过敏史、家族史。如果有过敏史,则不能做青霉素过敏试验。

(4)凡初次用青霉素、停药3天或更换青霉素批号,应重新做青霉素过敏试验。

2)皮内注射

(1)忌用含碘制剂消毒皮肤,以免患者发生碘过敏反应或着色影响观察结果。

(2)青霉素试验前,应备好急救药品及抢救用物。

(3)若青霉素试验结果为可疑阳性,则可用0.9%氯化钠注射液在对侧手臂做对照试验。

(4)注射时,进针角度不宜太大,以免将药液注入皮下,影响药物作用的效果及反应的观察。

(5)注射后,嘱患者勿按揉注射部位,以免影响对反应结果的判断。若青霉素试验结果为阳性,则应告知医生、患者及家属,并记录结果。

【任务评价】

皮内注射法的评价标准如表2-8所示。

表2-8 皮内注射法的评价标准

项目类别 (分值)	项目	技术要求	评分等级 A	评分等级 B	评分等级 C	得分	备注
素质要求 (5分)	服装	衣、帽、鞋整洁,符合职业要求	1	0.5	0		
	仪表	仪表大方,举止端庄,轻盈矫健	2	1	0.5		
	语言	语言流畅,态度和蔼,面带微笑	2	1	0.5		
操作准备 (7分)	护士	修剪指甲,七步洗手,戴口罩	2	1	0.5		
	患者	患者了解操作目的,并愿意合作	2	1	0.5		
	用物	用物齐全,摆放合理	2	1	0.5		
	环境	病室整洁、安静、安全	1	0.5	0		

续表

项目类别(分值)	项目	技术要求	评分等级 A	评分等级 B	评分等级 C	得分	备注
青霉素过敏试验液配制(29分)	核对解释	核对患者的床号、姓名,向患者(或家属)解释,并取得合作	3	2	1		
	核对检查	核对医嘱、注射卡	2	1	0.5		
		核对青霉素及0.9%氯化钠注射液,检查药物标签,即药名、浓度、剂量、有效期、批号(口述)及药物质量等	3	2	1		
	准备药液	启瓶盖	1	0.5	0		
		消毒瓶口、瓶颈,待干	2	1	0.5		
		检查注射器的包装、有效期与质量	2	1	0.5		
		将5 mL注射器打开,抽吸0.9%氯化钠注射液4 mL,注入青霉素瓶,溶解药物	3	2	1		
		用1 mL注射器抽取青霉素液0.1 mL,加0.9%氯化钠注射液至1 mL,摇匀	3	2	1		
		弃去0.9 mL,将余下的0.1 mL加0.9%氯化钠注射液至1 mL,摇匀	3	2	1		
		弃去0.75 mL,将余下的0.25 mL加0.9%氯化钠注射液至1 mL,摇匀后即为浓度为500 U/mL的青霉素过敏试验液	3	2	1		
		排尽空气,套上护针帽,置于无菌治疗盘内	2	1	0.5		
	记录	注明青霉素过敏试验液的名称及配制时间,备用	2	1	0.5		
皮内注射(51分)	核对解释	备齐用物,携至患者床旁,核对患者的床号、姓名	3	2	1		
	选择部位	安置舒适、正确体位	1	0.5	0		
		选用前臂掌侧下端	3	2	1		
	皮肤消毒	用70%乙醇消毒皮肤,待干	3	2	1		
	核对排气	核对患者的姓名、药物	2	1	0.5		
		排尽空气	2	1	0.5		

续表

项目类别（分值）	项目	技术要求	评分等级 A	评分等级 B	评分等级 C	得分	备注
皮内注射（51分）	进针推药	左手绷紧皮肤，右手持注射器，食指固定针栓	3	2	1		
		针尖斜面向上，与皮肤呈5°夹角刺入皮肤，待针尖斜面完全刺入皮内后，放平注射器，固定针栓	9	6	4		
		推药0.1 mL，使局部隆起呈半球状皮丘后，迅速拔出针（勿按）	10	7	5		
	再次核对	再次核对患者的姓名、药物	4	3	2		
	整理用物	安置患者舒适体位	2	1	0.5		
		清理用物	2	1	0.5		
		推治疗车回处置室，将针头置于锐器盒内，垃圾分类处理	2	1	0.5		
	记录	七步洗手，取下口罩	2	1	0		
		20 min后观察并作出判断，记录试验结果	3	2	1		
评价（8分）	操作方法	操作程序正确，动作规范，操作熟练	2	1	0.5		
	操作效果	配置药物浓度准确；局部形成皮丘、毛孔增大、药量准确；符合无菌操作要求	4	3	2		
	护患沟通	解释合理、有效，体现人文关怀，患者感到满意	2	1	0.5		

第五节　给药技术——皮下注射法

【学习目标】
(1) 掌握皮下注射的操作方法。
(2) 熟悉皮下注射的注意事项。
(3) 能正确完成皮下注射操作。
(4) 具备良好的礼仪规范，与患者沟通融洽，体现人文关怀。

【导学案例】
患者，男，52岁，以"多尿、多饮、多食且体重减轻1年，加重1周"为主诉收入院。患者于1年前出现多尿、多饮、多食，且体重有所下降，但未重视，也未正规诊治。1周前,上述症状加重,且伴周身乏力、头晕。为求明确诊断及治疗,来院就诊。于门诊测空腹血糖达 18.42 mmol/L,餐后 2 h 血糖达 26.5 mmol/L。门诊以"2 型糖尿病"收入院。查体:生命体征尚平稳,皮肤黏膜无破损,心肺听诊无杂音,腹部平软,肝脾未触及,双下肢无水肿。处置:给予皮下注射胰岛素。

【任务实施】

1. 操作准备

(1) 护士准备:衣、帽、鞋整洁,修剪指甲,七步洗手,戴口罩。

(2) 患者准备:患者了解皮下注射的目的、方法、注意事项及配合要点;护士协助患者取舒适体位,暴露穿刺部位。皮下注射时,护士应根据患者的皮肤情况来选择注射部位,并做好操作前准备。

(3) 用物准备:治疗盘、皮肤消毒液、无菌干棉签(一次性)、1 mL 注射器(5 号针头)或胰岛素专用注射器、药液(遵医嘱)、注射卡、治疗车、免洗手消毒凝胶(液)、锐器盒、医疗垃圾桶、生活垃圾桶等。

(4) 环境准备:环境清洁,光线充足,温度适宜,必要时放置屏风。

2. 操作程序

皮下注射法的操作程序如图 2-9 所示。

表 2-9 皮下注射法的操作程序

流程	操作步骤
评估 解释	• 向患者解释,并取得合作 • 评估患者注射部位情况
核对 检查	• 核对医嘱、注射卡 • 核对药液标签,即药名、浓度、剂量、有效期(口述)及药液质量检查
准备 药液	• 检查注射器的包装、有效期与质量 • 消毒药液瓶塞 • 抽吸药液至所需药量 • 排出注射器和针头内的气体,再次查对后放入注射盘内备用
核对解释	• 备齐用物,携至患者床旁,核对患者的床号、姓名
选择部位	• 常选用上臂三角肌下缘、两侧腹壁、后背、大腿前侧和外侧等 • 协助患者取舒适卧位,暴露注射部位
皮肤消毒	• 消毒皮肤(两次消毒),待干
核对排气	• 再次核对,并排尽空气
进针 推药	• 一手绷紧皮肤,另一手持注射器,以食指固定针栓;针尖斜面与皮肤呈 30°~40°夹角快速刺入针梗的 2/3;一手固定针栓,另一手放松皮肤,抽吸无回血,缓慢推药
拔针按压	• 注射毕,用无菌干棉签按压针刺处,快速拔针,按压片刻,并再次核对
安置 整理	• 协助患者取舒适体位,询问需要 • 按规定处理医疗垃圾
洗手 记录	• 七步洗手,取下口罩 • 记录

3. 注意事项

（1）严格执行无菌操作原则及查对制度，杜绝差错事故的发生。

（2）皮下注射胰岛素时，应选择1 mL注射器或胰岛素专用注射器抽吸药液，以保证剂量准确。

（3）若患者需长期皮下注射，应有计划地更换其注射部位，以免局部产生硬结、皮下脂肪萎缩或增生。

（4）进针角度应不超过45°。若患者过瘦，则可将注射部位捏起并减小进针角度及深度。

（5）皮下注射胰岛素后，应注意观察患者是否发生低血糖等不良反应，如果有不适，应立即遵医嘱进行处置。

【任务评价】

皮下注射法的评价标准如表2-10所示。

表2-10 皮下注射法的评价标准

项目类别（分值）	项目	技术要求	评分等级 A	评分等级 B	评分等级 C	得分	备注
素质要求（3分）	服装	衣、帽、鞋整洁，符合职业要求	1	0.5	0		
	仪表	仪表大方，举止端庄，轻盈矫健	1	0.5	0		
	语言	语言流畅，态度和蔼，面带微笑	1	0.5	0		
操作准备（5分）	护士	修剪指甲，七步洗手，戴口罩	1	0.5	0		
	患者	患者了解操作目的，并愿意合作	1	0.5	0		
	用物	用物齐全，摆放合理	2	1	0		
	环境	病室整洁、安静、安全	1	0.5	0		
皮下注射（86分）	评估解释	向患者解释，并取得合作	3	2	1		
		评估患者注射部位情况	3	2	1		
	核对检查	核对医嘱、注射卡	3	2	1		
		核对药液标签，即药名、浓度、剂量、有效期（口述）及药液质量检查	5	3	1		
	准备药液	检查注射器包装、有效期与质量	3	2	1		
		消毒药液瓶塞	5	1	0		
		抽吸药液至所需药量	5	3	1		
		排出注射器和针头内的气体，再次查对后放入注射盘内备用	5	3	1		
	核对解释	备齐用物，携至患者床旁，核对患者床号、姓名	5	3	1		
	选择部位	常选用上臂三角肌下缘、两侧腹壁、后背、大腿前侧和外侧等	10	8	6		
		协助患者取舒适卧位，暴露注射部位	3	2	1		

续表

项目类别（分值）	项目	技术要求	评分等级 A	评分等级 B	评分等级 C	得分	备注
皮内注射（86分）	皮肤消毒	消毒皮肤（两次消毒），待干	5	3	1		
	核对排气	再次核对，并排尽空气	5	3	1		
	进针推药	一手绷紧皮肤，另一手持注射器，以食指固定针栓；针尖斜面与皮肤呈30°~40°夹角快速刺入针梗的2/3；一手固定针栓，另一手放松皮肤，抽吸无回血，缓慢推药	10	8	6		
	拔针按压	注射毕，用无菌干棉签按压针刺处，快速拔针，按压片刻，并再次核对	10	8	6		
	安置整理	协助患者取舒适体位，询问需要	1	0.5	0		
		按规定处理医疗垃圾	2	1	0		
	洗手记录	七步洗手，取下口罩	2	1	0		
		记录	1	0.5	0		
评价（6分）	操作方法	操作程序正确，动作规范，操作熟练	1	0.5	0		
	操作效果	注射成功	2	1	0		
		符合无菌操作要求	2	1	0		
	护患沟通	解释合理、有效，体现人文关怀，患者感到满意	1	0.5	0		

第六节　给药技术——密闭式静脉输液法

【学习目标】

（1）熟练掌握密闭式静脉穿刺的方法。

（2）熟悉不同部位静脉穿刺的技巧。

（3）熟悉静脉输液滴速的调节原则。

（4）熟悉常见输液故障的处理方法。

【导学案例】

患者王某，女，30岁。因发热3天，胸闷、咳嗽、咳痰，来院就诊，体温39.6℃，脉搏84次/min，呼吸26次/min，血压110/80 mmHg。门诊进行胸片、化验检查后，诊断为肺炎球菌肺炎。医嘱：青霉素 800 万 U + 0.9% 氯化钠溶液 500 mL，每日 1 次，静脉滴注。患者青霉素皮试为阴性。

【任务实施】

1. 操作准备

（1）护士准备：衣、帽、鞋整洁，修剪指甲，七步洗手，戴口罩。

（2）患者准备：患者了解静脉输液的目的、方法、注意事项及配合要点；护士协助患者取舒适体位，暴露输液部位；静脉输液时，护士根据药物的性质和剂量、患者的局部血管情况来选择合适的静脉注射部位，并做好操作前准备。

（3）用物准备：治疗盘、皮肤消毒液、无菌干棉签、一次性止血带、小垫枕、治疗巾、输液贴、启瓶器、瓶套（若为塑料瓶或袋，则无须准备）、输液执行单、输液卡、瓶贴、药液（遵医嘱）、输液器、输液架、治疗车、免洗手消毒凝胶（液）、锐器盒、医疗垃圾桶、生活垃圾桶等。

（4）环境准备：环境清洁，光线充足，温度适宜，必要时放置屏风。

2. 操作程序

密闭式静脉输液法的操作程序如表 2-11 所示。

表 2-11 密闭式静脉输液法的操作程序

流程	操作步骤
评估解释	• 向患者解释，并取得合作 • 评估患者的皮肤、血管情况
核对检查	• 核对医嘱、输液卡和瓶贴 • 核对药液标签，即药名、浓度、剂量、有效期（口述）及药液质量检查，在药液标签旁倒贴瓶贴
准备药液	• 检查输液器的包装、有效期与质量 • 启瓶盖、消毒、兑入药品 • 打开输液器包装，取出输液器针头，将输液器针头插入瓶塞至针头根部 • 准备输液贴 • 关闭调节夹，旋紧头皮针（一次性使用静脉输液针）连接处
核对解释	• 备齐用物，携至患者床旁，核对患者的床号、姓名
初步排气	• 将输液瓶挂于输液架上 • 排气（首次排气原则为不滴出药液）
皮肤消毒	• 协助患者取舒适卧位，在穿刺静脉肢体下垫小垫枕与治疗巾 • 选择静脉，扎止血带 • 消毒皮肤（两次消毒）
静脉穿刺	• 再次核对，再次排气至有少量药液滴出（2~3 滴为宜） • 检查有无气泡，取下护针帽 • 穿刺固定血管，进针 • 见回血后，再将针头沿血管方向潜行少许

续表

流程	操作步骤
固定针头	• 穿刺成功后,"三松"(松拳、松止血带、松调节器) • 待液体滴入通畅后,用输液贴分别固定(至少贴三条胶贴)
调节滴速	• 根据患者的年龄、病情和药物性质调节滴速,并报告滴速 • 操作后核对患者,并告知注意事项 • 安置患者于舒适体位,放置呼叫器于易取处
整理记录	• 整理用物,七步洗手 • 记录输液卡,并将其悬挂于输液架上;每隔 15~30 min 巡视病房一次(口述)
拔针按压	• 根据医嘱,输液完毕 • 核对解释,揭去输液贴,关闭调节夹 • 轻压穿刺点上方,迅速拔针 • 嘱患者按压片刻至无出血(口述),并告知注意事项
安置整理	• 协助患者取舒适体位,询问需要 • 按规定处理医疗垃圾
洗手记录	• 七步洗手,取下口罩 • 记录

3. 注意事项

(1) 严格执行无菌操作原则及查对制度,杜绝差错事故的发生。

(2) 对需要长期输液的患者,应注意保护静脉,有计划地从远心端小静脉开始穿刺,选择粗、直、弹性好的血管,避开静脉瓣和关节活动处的血管。

(3) 根据患者的年龄、病情、药物性质来确定输液的速度,并根据患者的情况随时调整。对年老体弱、婴幼儿、心肺肾功能不良者,输液速度宜慢;输注刺激性较强的药物、高渗、含钾或升压药时,输液速度宜慢;对严重脱水、心肺功能良好者,输液速度可以适当加快。

(4) 对 24 h 连续输液者,应每天更换输液器一次。

(5) 在输液过程中,应加强巡视,密切观察输液情况和患者的反应(例如,输液部位的皮肤有无肿胀、针头有无脱出、输液管有无受压,以及输液滴速是否适宜),并及时处理输液故障。

【任务评价】

密闭式静脉输液法的评价标准如表 2-12 所示。

表 2-12 密闭式静脉输液法的评价标准

项目类别 (分值)	项目	技术要求	评分等级			得分	备注
			A	B	C		
素质要求 (3分)	服装	衣、帽、鞋整洁,符合职业要求	1	0.5	0		
	仪表	仪表大方,举止端庄,轻盈矫健	1	0.5	0		
	语言	语言流畅,态度和蔼,面带微笑	1	0.5	0		

续表

项目类别（分值）	项目	技术要求	评分等级 A	评分等级 B	评分等级 C	得分	备注
操作准备（5分）	护士	修剪指甲，七步洗手，戴口罩	1	0.5	0		
	患者	患者了解操作目的，并愿意合作	1	0.5	0		
	用物	用物齐全，摆放合理	2	1	0		
	环境	病室整洁、安静、安全	1	0.5	0		
密闭式静脉输液（86分）	评估解释	向患者解释，并取得合作	1	0.5	0		
		评估患者的皮肤、血管情况	2	1	0.5		
	核对检查	核对医嘱、输液卡和瓶贴	2	1	0.5		
		核对药液标签，即药名、浓度、剂量、有效期（口述）及药液质量检查，在药液标签旁倒贴瓶贴	4	2	1		
	准备药液	检查输液器的包装、有效期与质量	4	2	1		
		启瓶盖、消毒、兑入药品	4	2	1		
		打开输液器包装，取出输液器针头，将输液器针头插入瓶塞至针头根部	5	3	1		
		准备输液贴	1	0.5	0		
		关闭调节夹，旋紧头皮针（一次性使用静脉输液针）连接处	1	0.5	0		
	核对解释	备齐用物，携至患者床旁，核对患者的床号、姓名	5	3	1		
	初步排气	将输液瓶挂于输液架上	1	0.5	0		
		排气（首次排气原则为不滴出药液）	5	3	1		
	皮肤消毒	协助患者取舒适卧位，在穿刺静脉肢体下垫小垫枕与治疗巾	3	2	1		
		选择静脉，扎止血带	3	2	1		
		消毒皮肤（两次消毒）	2	1	0		
	静脉穿刺	再次核对，再次排气至有少量药液滴出（2~3滴为宜）	3	2	1		
		检查有无气泡，取下护针帽	3	2	1		
		穿刺固定血管，进针	5	3	1		
		见回血后，再将针头沿血管方向潜行少许	5	3	1		
	固定针头	穿刺成功后，"三松"（松拳、松止血带、松调节器）	3	2	1		
		待液体滴入通畅后，用输液贴分别固定（至少贴三条胶贴）	2	1	0		

续表

项目类别（分值）	项目	技术要求	评分等级 A	评分等级 B	评分等级 C	得分	备注
密闭式静脉输液（86分）	调节滴速	根据患者的年龄、病情和药物性质调节滴速，并报告滴速	5	3	1		
		操作后核对患者，并告知注意事项	2	1	0		
		安置患者于舒适体位，放置呼叫器于易取处	2	1	0		
	整理记录	整理用物，七步洗手	2	1	0		
		记录输液卡，并将其悬挂于输液架上；每隔15～30 min巡视病房一次（口述）	2	1	0		
	拔针按压	根据医嘱，输液完毕	1	0.5	0		
		核对解释，揭去输液贴，关闭调节夹	1	0.5	0		
		轻压穿刺点上方，迅速拔针	1	0.5	0		
		嘱患者按压片刻至无出血（口述），并告知注意事项	1	0.5	0		
	安置整理	协助患者取舒适体位，询问需要	1	0.5	0		
		按规定处理医疗垃圾	1	0.5	0		
	洗手记录	七步洗手，取下口罩	2	1	0		
		记录	1	0.5	0		
评价（6分）	操作方法	操作程序正确，动作规范，操作熟练	1	0.5	0		
	操作效果	穿刺成功	2	1	0		
		符合无菌操作要求	2	1	0		
	护患沟通	解释合理、有效，体现人文关怀，患者感到满意	1	0.5	0		

第七节 给药技术——输液泵的使用

【学习目标】

（1）准确控制输液速度。

（2）输入药物速度均匀、用量准确。

【导学案例】

患者，男，66岁，以"阵发性心前区疼痛1年，持续性疼痛2小时"为主诉收入院。

患者1年前因劳累或情绪激动等因素出现心前区疼痛，疼痛呈阵发性，部位在胸骨体中段或上段之后，有手掌大小范围，常向左肩、左臂内侧的小指和无名指放射，性质呈发闷或紧缩感。患者自述偶有濒死感，休息或含服硝酸甘油后，多在5 min 内缓解。2 h 前，患者无明显诱因出现心前区疼痛，疼痛性质较以前更剧烈，持续时间长，休息和含服硝酸甘油2次不能缓解，伴有大汗，恶心未吐。为求明确诊断及治疗，前来就诊。临床初步诊断：急性心肌梗死。查体：生命体征尚平稳，心肺听诊无杂音，腹部平软，肝脾未触及，双下肢无水肿。处置：给予完善相关检查及对症支持等治疗。

（1）入院立即给予绝对卧床休息、吸氧、心电监护、心电图，建立静脉通路。

（2）急查化验：心肌三项、肌钙蛋白、脑钠肽、血离子、肾功能、血常规、凝血项、D—二聚体等。

（3）静脉药物治疗：0.9%氯化钠注射液250 mL；硝酸甘油10 mg；15 μg/min 静点。

【任务实施】

1. 操作准备

（1）护士准备：衣、帽、鞋整洁，修剪指甲，七步洗手，戴口罩。

（2）患者准备：患者了解静脉输液的目的、方法、注意事项及配合要点；护士协助患者取舒适体位，暴露输液部位；在静脉输液时，护士根据药物的性质和剂量、患者的局部血管情况来选择合适的静脉注射部位，并做好操作前的准备。

（3）用物准备：治疗盘、皮肤消毒液、无菌干棉签、一次性止血带、小垫枕、治疗巾、输液贴、启瓶器、瓶套（若为塑料瓶或袋，则无须准备）、输液执行单、输液卡、瓶贴、药液（遵医嘱）、输液器、输液泵、配电盘、输液架、治疗车、免洗手消毒凝胶（液）、锐器盒、医疗垃圾桶、生活垃圾桶等。

（4）环境准备：环境清洁，光线充足，温湿度适宜，必要时放置屏风。

2. 操作程序

使用输液泵的操作程序如表2-13所示。

表2-13 使用输液泵的操作程序

流程	操作步骤
评估解释	• 检查、核对患者的年龄、体重、病情、治疗、血管条件 • 评估患者的自理合作程度、静脉通路、排尿情况 • 检查输液泵的性能、电源、插座是否完好 • 向患者解释输液泵使用的目的、操作方法，告知输液中可能发生的问题
准备	• 仪表端庄，服装整洁，洗手，戴口罩 • 患者了解治疗的目的，做好准备 • 准备输液泵及电源线，必要时备静脉输液用物 • 环境整洁，温湿度适宜

续表

流程	操作步骤
核对检查	• 核对患者情况 • 携用物至患者床边，再次核对
建立通道	• 建立通路 • 检查输液泵，固定输液泵于输液架上 • 将拟输入溶液开启消毒后，插入专业输液器，排气，检查有无气泡，关闭专用输液器上的调节器 • 建立静脉通路
连接输液泵	• 使用输液泵 • 设定输液容量、速度 • 再次检查有无气泡 • 连接患者静脉通路 • 打开输液器上的调节器 • 按输液泵启动钮并观察通畅情况 • 若出现报警声，则针对原因处理（熟悉报警信号，并能正确、快速排除故障） • 观察并记录（输液时应加强巡视，密切观察穿刺部位，及时排除异常情况） • 安置患者，交代注意事项
整理用物	• 整理床单元 • 停用输液泵 • 先关机，必要时拔针 • 终末处理（输液泵擦拭备用，不用时应注意充电） • 七步洗手，记录
评价	• 患者了解使用输液泵的目的，并能配合 • 熟悉报警信号，处理故障及时准确 • 患者安全达到治疗目的，输液通畅，输液处无渗漏发生

3. 注意事项

（1）遵循给药的"三查八对"原则。

（2）详细解释使用输液泵能准确、均匀地按要求输入药物。

（3）对于特殊药物，不能擅自调速。

（4）一般输液瓶应高于输液泵 30 cm，输液泵高于患者心脏 30 cm，以确保输液效果。

（5）选择的输液泵管最好是透明度良好的专用管。

（6）输液管必须沿着输液泵内的导管槽装进，且紧贴壁槽，不可弯曲。

（7）若有回血，则先按停止键，再按冲洗键，待血回流后，按回启动键。

(8) 因各种原因需打开输液泵时,应先夹紧输液管,避免药物快速输入引起不良反应。

(9) 随时查看输液泵的工作状态,及时排除报警、故障,防止液体输入失控。

(10) 注意观察穿刺部位皮肤情况,防止发生液体外渗。若出现外渗,应及时给予相应处理;密切观察并记录患者在输液过程中的反应,及时处理输液故障。

【任务评价】

使用输液泵的评价标准如表2-14所示。

表2-14 使用输液泵的评价标准

项目类别(分值)	项目	技术要求	评分等级 A	B	C	得分	备注
评估(10分)	检查核对	检查、核对患者的年龄、体重、病情、治疗、血管条件	2	1	0		
	评估	评估患者的自理合作程度、静脉通路、排尿情况	2	1	0		
	检查	检查输液泵的性能、电源、插座是否完好	2	1	0		
	解释	向患者解释输液泵的使用目的、操作方法,告知输液中可能发生的问题	4	2	1		
操作前准备(15分)	护士	仪表端庄,服装整洁,七步洗手,戴口罩	3	2	1		
	患者	了解治疗目的,做好准备	5	4	3		
	用物	输液泵及电源线,必要时备静脉输液用物	5	3	2		
	环境	整洁,温湿度适宜	2	1	0		
输液泵的使用操作流程(60分)	加药	加药顺序参照密闭式静脉输液法	4	3	2		
	核对	携用物至患者床边,再次核对	3	2	1		
	检查	建立通路	4	3	2		
		检查输液泵,固定输液泵于输液架上	5	4	2		
	消毒	将拟输入溶液开启消毒后,插入专业输液器,排气,检查有无气泡,关闭专用输液器上的调节器	5	3	2		
	穿刺	建立静脉通路	5	3	1		
	连接	使用输液泵	2	1	0		
		设定输液容量、速度	2	1	0		
		再次检查有无气泡	2	1	0		
		连接患者静脉通路	5	3	1		
	调节	打开输液器上的调节器	3	2	1		
		按输液泵启动钮并观察通畅情况	3	2	1		
		若出现报警声,则针对原因处理(熟悉报警信号,并能正确、快速排除故障)	3	2	1		

续表

项目类别（分值）	项目	技术要求	评分等级 A	评分等级 B	评分等级 C	得分	备注
输液泵的使用操作流程（60分）	观察	观察并记录（输液时应加强巡视，密切观察穿刺部位，及时排除异常情况）	2	1	1		
	整理	安置患者，交代注意事项	3	2	1		
		整理床单元	2	1	0		
	关机	停用输液泵	2	1	0		
		先关机，必要时拔针	2	1	0		
		终末处理（输液泵擦拭备用，不用时应注意充电）	2	1	0		
	洗手	七步洗手，记录	1	0.5	0		
评价（15分）	评价	患者了解使用输液泵的目的，并能配合	5	4	3		
		熟悉报警信号，处理故障及时准确	5	4	3		
		患者安全达到治疗目的，输液通畅，输液处无渗漏发生	5	4	3		

第八节　静脉血标本采集技术

【学习目标】
（1）熟练掌握静脉血标本采集的操作方法。
（2）掌握静脉血标本采集的注意事项。
（3）操作过程中严格遵守注射原则，且无菌观念强。
（4）具备良好的礼仪规范，与患者沟通融洽，体现人文关怀。

【导学案例】
患者张某，男，38岁，因食物中毒引起急性肠道感染性休克而急诊入院。入院后：患者表现恶心、呕吐、腹泻、头晕。护理体检：体温38.5 ℃，脉率110次/min，呼吸频率24次/min，血压80/55 mmHg，体重60 kg，皮肤湿冷。遵医嘱：检查血常规。

【任务实施】
1. 操作准备
（1）护士准备：衣、帽、鞋整洁，修剪指甲，七步洗手，戴口罩。

(2) 患者准备：患者须空腹采集静脉血标本；护士向患者明确采集静脉血标本和静脉输血的目的和配合要求，并协助患者取舒适体位。

(3) 用物准备：治疗盘、皮肤消毒液、无菌干棉签（一次性）、检验单、止血带、输液贴、小垫枕、治疗巾、真空采血针、真空采血管；治疗车、免洗手消毒凝胶（液）、锐器盒、医疗垃圾桶、生活垃圾桶等。

(4) 环境准备：环境清洁，光线充足，温度适宜，必要时放置屏风。

2. 操作程序

静脉血标本采集技术的操作程序如表 2-15 所示。

表 2-15 静脉血标本采集技术的操作程序

流程	操作步骤
核对医嘱	• 核对检验单，选择合适的真空采血管，按要求在真空采血管外贴好标签
核对解释	• 备齐用物，携至患者床旁，核对患者的床号、姓名，向患者（或家属）解释采血目的及配合要求，以取得患者的合作
皮肤消毒	• 协助患者取舒适体位，在穿刺静脉肢体下垫小垫枕与治疗巾 • 选择合适的静脉，在穿刺点上方 6 cm 扎止血带 • 消毒皮肤，嘱患者握拳
采集标本	• 再次核对 • 将真空采血针护针帽取下 • 固定血管，手持针柄，与皮肤呈 15°~30°夹角进针 • 见回血后将针头沿血管方向潜行少许 • 用输液贴固定 • 将真空采血针另一端刺入真空采血管，采集所需血量
拔针按压	• 采血毕，松开止血带，嘱患者松拳 • 轻压穿刺点上方，迅速拔出针头，使采血针内的血液被剩余负压吸入管内 • 嘱患者按压片刻至无出血，并告知注意事项
整理用物	• 协助患者取舒适体位，询问患者需要 • 按规定处理医疗垃圾
洗手记录	• 七步洗手，取下口罩 • 记录 • 将标本和化验单一同送检

3. 注意事项

(1) 严格执行查对制度，严格执行无菌操作。

(2) 提前通知患者空腹采集静脉血标本，避免因进食影响检验结果。

(3) 根据不同的检验目的准备真空采血管，并计算采血量。

(4) 使用真空管采血时，穿刺前勿将真空试管与采血针头相连，以免试管内负压消失而影响采血。

(5) 严禁在输液针头处采集静脉血标本。同时采集几个项目的静脉血标本时，一般应先注入血培养瓶,再注入抗凝试管,最后注入干燥试管。

【任务评价】

静脉血标本采集技术的评价标准如表 2-16 所示。

表 2-16 静脉血标本采集技术的评价标准

项目类别(分值)	项目	技术要求	评分等级 A	评分等级 B	评分等级 C	得分	备注
素质要求(8分)	服装	衣、帽、鞋整洁,符合职业要求	2	1	0.5		
	仪表	仪表大方,举止端庄,轻盈矫健	2	1	0.5		
	语言	语言流畅,态度和蔼,面带微笑	4	3	2		
操作准备(10分)	护士	修剪指甲,七步洗手,戴口罩	2	1	0.5		
	患者	患者了解操作目的,并愿意合作	2	1	0.5		
	用物	用物齐全,摆放合理	4	3	2		
	环境	病室整洁、安静、安全	2	1	0.5		
静脉血标本采集(72分)	核对医嘱	核对检验单,选择合适的真空采血管,按要求在真空采血管外贴好标签	5	4	3		
	核对解释	备齐用物,携至患者床旁,核对患者的床号、姓名,向患者(或家属)解释采血目的及配合要求,以取得患者的合作	5	4	3		
	皮肤消毒	协助患者取舒适体位,在穿刺静脉肢体下垫小垫枕与治疗巾	5	4	3		
		选择合适的静脉,在穿刺点上方6 cm扎止血带	5	4	3		
		消毒皮肤,嘱患者握拳	6	4	2		
	采集标本	再次核对	4	3	2		
		将真空采血针护针帽取下	2	1	0.5		
		固定血管,手持针柄,与皮肤呈15°~30°夹角进针	6	4	2		
		见回血后将针头沿血管方向潜行少许	4	3	2		
		用输液贴固定	3	2	1		
		将真空采血针另一端刺入真空采血管,采集所需血量	3	2	1		
	拔针按压	采血毕,松开止血带,嘱患者松拳	3	2	1		
		轻压穿刺点上方,迅速拔出针头,使采血针内的血液被剩余负压吸入管内	4	3	2		
		嘱患者按压片刻至无出血,并告知注意事项	4	3	2		
	整理用物	协助患者取舒适体位,询问患者需要	2	1	0.5		
		按规定处理医疗垃圾	4	3	2		

续表

项目类别（分值）	项目	技术要求	评分等级 A	评分等级 B	评分等级 C	得分	备注
静脉血标本采集（72分）	洗手记录	七步洗手，取下口罩	2	1	0.5		
		记录	2	1	0.5		
		将标本和化验单一同送检	3	2	1		
评价（10分）	操作方法	操作程序正确，动作规范，操作熟练	3	2	1		
	操作效果	穿刺成功	2	1	0.5		
		符合无菌操作要求	2	1	0.5		
	护患沟通	解释合理、有效，体现人文关怀，患者感到满意	3	2	1		

第九节 急救基本技术——氧气吸入疗法

【学习目标】
（1）熟悉供氧装置的名称和作用。
（2）理解缺氧的程度、给氧的适应症、吸氧浓度。
（3）掌握氧气吸入疗法的注意事项。
（4）阐述氧气吸入疗法的不良反应及其预防方法。

【导学案例】
患者李某，男，68岁，患慢性阻塞性肺疾病18年，期间反复急性发作，多次住院。1个月前，受凉感冒，后来咳嗽加重，咳黄脓痰且量多黏稠，稍活动后，胸闷、气急明显，前来就诊。患者目前体质虚弱，胸闷、气急加重，口唇发绀，呼吸急促，表现出紧张害怕的情绪，不断念叨："我不行了，快给我多吸点氧气，我怎么老犯病啊，（我得）这个病没救了。"

【任务实施】
1. 操作准备
（1）护士准备：衣、帽、鞋整洁，修剪指甲，七步洗手，戴口罩。
（2）患者准备：患者了解中心供氧装置及吸氧的目的、方法、注意事项及配合要点；护士协助患者取舒适体位。
（3）用物准备：中心供氧装置；治疗盘内放湿化瓶（内盛1/3～1/2蒸馏水或冷开水）

或一次性湿化瓶、流量表、一次性吸氧导管（双侧鼻导管）、治疗碗2个、冷开水、棉签、纱布；免洗手消毒凝胶（液）、医疗垃圾桶、生活垃圾桶。

（4）环境准备：环境清洁、安静，光线充足，空气流通，温度、湿度适宜，严禁烟火，避开热源。

2. 操作程序

氧气吸入疗法的操作程序如表2-17所示。

表2-17 氧气吸入疗法的操作程序

流程	操作步骤
核对解释	● 备齐用物，携至患者床旁 ● 核对医嘱，查对患者的床号、姓名，向患者解释吸氧的目的、用氧方法，并取得患者合作 ● 七步洗手，戴口罩
检查连接	● 检查、关闭流量表，湿化瓶内盛蒸馏水（或冷开水）1/3~1/2满，将通气管连接流量表，安装湿化瓶 ● 将流量表插入中心供氧接口
清洁鼻腔	● 协助患者取舒适体位 ● 检查鼻腔，取棉签蘸蒸馏水（或冷开水），清洁双侧鼻腔
调节流量	● 检查并取出一次性吸氧导管与氧气流量表出口接头连接，打开流量表开关，检查氧气装置是否漏气，调节氧流量至2 L/min
插管固定	● 湿润鼻导管，检查鼻导管是否通畅、是否漏气 ● 将鼻导管插入患者双侧鼻腔，导管环绕患者耳部至颌下，根据情况调节松紧度固定
记录观察	● 观察吸氧情况，告知患者和家属注意用氧安全，不要自行调节氧流量 ● 七步洗手 ● 记录用氧开始时间及氧流量

3. 注意事项

（1）严格遵守操作规程，注意用氧安全，做好"四防"（即防震、防火、防热、防油），指导患者及家属配合安全用氧。

（2）使用氧气时，应先调节氧流量，再插鼻导管；停用氧气时，先取下鼻导管，再关闭氧气开关。如果中途改变氧流量，应先将氧气和鼻导管分离，待调节流量后再接上，避免调错开关，导致大量氧气突然冲入呼吸道而损伤呼吸道黏膜及肺泡。

（3）在用氧过程中，应密切观察患者的缺氧状况有无改善（如皮肤色、呼吸方式、血气分析结果等），同时观察氧疗产生的副作用。

（4）对于持续鼻导管给氧者，应每日更换鼻导管2次以上，及时清除鼻腔分泌物，防止鼻导管堵塞；对于使用面罩者，应每4~8 h更换一次。

（5）防止交叉感染。氧疗装置中的鼻导管、湿化瓶、面罩等，应定时更换并清洁消毒，一次性物品在使用后应按医院规定处理。

【任务评价】

氧气吸入疗法的评价标准如表 2-18 所示。

表 2-18 氧气吸入疗法的评价标准

项目类别（分值）	项目	技术要求	评分等级 A	评分等级 B	评分等级 C	得分	备注
素质要求（12 分）	服装	衣、帽、鞋整洁，符合职业要求	4	3	2		
	仪表	仪表大方，举止端庄，轻盈矫健	4	3	2		
	语言	语言流畅，态度和蔼，面带微笑	4	3	2		
操作准备（18 分）	护士	修剪指甲，七步洗手，戴口罩	4	3	2		
	患者	患者了解操作目的，并愿意合作	4	3	2		
	用物	用物齐全，摆放合理	6	4	2		
	环境	病室整洁、安静、安全	4	3	2		
氧气吸入疗法（56 分）	核对解释	备齐用物，携至患者床旁	3	2	1		
		核对医嘱，查对患者的床号、姓名，向患者解释吸氧的目的、用氧方法，并取得患者合作	5	4	3		
		七步洗手，戴口罩	4	2	1		
	检查连接	检查、关闭流量表，湿化瓶内盛蒸馏水（或冷开水）1/3~1/2 满，将通气管连接流量表，安装湿化瓶	8	6	4		
		将流量表插入中心供氧接口	3	2	1		
	清洁鼻腔	协助患者取舒适体位	3	2	1		
		检查鼻腔，取棉签蘸蒸馏水（或冷开水），清洁双侧鼻腔	4	3	2		
	调节流量	检查并取出一次性吸氧导管与氧气流量表出口接头连接，打开流量表开关，检查氧气装置是否漏气	5	4	3		
		调节氧流量至 2 L/min	4	3	2		
	插管固定	湿润鼻导管，检查鼻导管是否通畅、是否漏气	4	3	2		
		将鼻导管插入患者双侧鼻腔，导管环绕患者耳部至颌下，根据情况调节松紧度固定	3	2	2		
	记录观察	观察吸氧情况，告知患者和家属注意用氧安全，不要自行调节氧流量	3	2	1		
		七步洗手	4	3	2		
		记录用氧开始时间及氧流量	3	2	1		
评价（14 分）	操作方法	程序正确，操作熟练，动作规范，轻稳柔和	4	3	2		
	操作效果	调节氧流量准确，吸氧安全有效，符合无菌操作要求	6	4	2		
	护患沟通	解释合理、有效，体现人文关怀，患者感到满意	4	3	2		

第十节 急救基本技术——心电监护

【学习目标】
(1) 熟练各项监护指标。
(2) 熟悉掌握多功能监护仪的正确使用方法。

【导学案例】
患者刘某，男，70岁。因冠心病、心力衰竭而入院。用地高辛等药物治疗后，气急、水肿减轻，尿量增加，这2日出现恶心、呕吐和心悸。查体：神志清醒，心率54次/min，心率不齐，有时呈二联率，两肺底偶闻及少量湿啰音，肝不大，下肢无水肿。心电图显示：室性期前收缩，二联率。遵医嘱：心电监护等相关治疗。

【任务实施】
1. 操作准备
(1) 护士准备：衣、帽、鞋整洁，修剪指甲，七步洗手，戴口罩。
(2) 患者准备：了解心电监护的目的、方法、注意事项及配合要点。
(3) 用物准备：心电监护仪、电极片、电源、纱布等。
(4) 环境准备：环境清洁，光线充足，温度适宜。
2. 操作程序
心电监护的操作程序如表2-19所示。

表2-19 心电监护的操作程序

流程	操作步骤
评估解释	●向患者解释，并取得患者合作 ●评估患者的意识、皮肤、生命体征情况
核对检查	●核对患者的基本情况 ●检查心电监护仪性能良好，用物均在有效期内
操作要点	●检查监护仪状态及连接导线、血压袖带是否正常，备好电极片 ●连接电源，打开监护仪开关 ●向患者告知并解释，以取得合作("该操作无损伤及不适，不要紧张，请配合保护好导联线") ●根据患者情况，协助患者取舒适卧位 ●帮助患者松解衣扣，暴露前胸，必要时用肥皂水清洁皮肤、剃去接电极处的体毛 ●将电极片与导联线连接稳妥，去除电极保护贴膜，并将电极片逐一连接到正确位置 ●血压袖带与测血压要求相同，缠于合适上肢，并每6~8h更换位置 ●清洁患者指(趾)，将血氧探头安放在指(趾)上，并每1~2h更换部位 ●根据医嘱要求设置监护项目，根据患者情况设置报警界限 ●整理床单元，确保导线无缠绕、打折、脱落、电极移位 ●告知患者及家属不要自行移动或摘除电极片，禁止在监护仪附近接打手机，以免干扰监测波形 ●随时观察。若发现异常，应及时报告医生 ●停止监护时，取下血氧探头、血压袖带、电极片及导线，关闭开关、切断电源。整理并对仪器进行必要的清洁、消毒

续表

流程	操作步骤
安置整理	● 协助患者取舒适体位，询问需要 ● 按规定处理医疗垃圾
洗手记录	● 七步洗手，取下口罩 ● 记录

3. 注意事项

(1) 测量时，袖带应与患者的心脏齐平；袖带充气时，嘱咐患者不要讲话及翻动。

(2) 不要在测量血氧饱和度的一侧测量血压；勿在输液或深静脉置管侧测量血压；对于偏瘫患者，应在健侧肢体测量血压。

(3) 每 3~4 h 松解袖带一次。

【任务评价】

心电监护的评价标准如表 2-20 所示。

表 2-20 心电监护的评价标准

项目类别（分值）	项目	技术要求	评分等级 A	评分等级 B	评分等级 C	得分	备注
操作准备（10分）	护士	衣、帽、鞋整洁，七步洗手，戴口罩	5	3	1		
	用物	心电监护仪、电极片、电源、纱布等	5	3	1		
评估患者（15分）	核对	核对患者的床号、姓名、腕带，询问、了解患者的身体状况	5	3	1		
	解释	向清醒患者解释心电监测的目的、注意事项，取得患者及家属的配合	10	8	6		
心电监护（75分）	检查	检查监护仪状态及连接导线、血压袖带是否正常，备好电极片	5	3	1		
	连接	连接电源，打开监护仪开关	5	3	1		
	解释	向患者告知并解释，以取得合作（"该操作无损伤及不适，不要紧张，请配合保护好导联线"）	5	3	1		
	体位	根据患者情况，协助患者取舒适卧位	5	3	1		
	清洁皮肤	帮助患者松解衣扣，暴露前胸，必要时用肥皂水清洁皮肤、剃去接电极处的体毛	5	3	1		
	连接电极片	将电极片与导联线连接稳妥，去除电极保护贴膜，并将电极片逐一连接到正确位置	5	3	1		
	缠绕血压袖带	血压袖带与测血压要求相同，缠于合适上肢，并每 6~8 h 更换位置	5	3	1		
	清洁指（趾）	清洁患者指（趾），将血氧探头安放在指（趾）上，并 1~2 h 更换部位	5	3	1		

续表

项目类别（分值）	项目	技术要求	评分等级 A	评分等级 B	评分等级 C	得分	备注
操作要点（75分）	设置监护项目	根据医嘱要求设置监护项目，根据患者情况设置报警界限	5	3	1		
	整理	整理床单元，确保导线无缠绕、打折、脱落、电极移位	5	3	1		
	讲解注意事项	告知患者及家属不要自行移动或摘除电极片，禁止在监护仪附近接打手机，以免干扰监测波形	5	3	1		
	洗手记录	七步洗手、记录	5	3	1		
	观察	随时观察。若发现异常，应及时报告医生	5	3	1		
	停止监测	停止监护时，取下血氧探头、血压袖带、电极片及导线，关闭开关、切断电源。整理并对仪器进行必要的清洁、消毒	10	8	6		

第十一节 急救基本技术——单人徒手心肺复苏术

【学习目标】

（1）熟练掌握单人徒手心肺复苏术的方法。

（2）熟悉单人徒手心肺复苏术的操作技巧。

（3）通过实施单人徒手心肺复苏术建立患者的呼吸、循环功能。

（4）熟悉并掌握单人徒手心肺复苏术的注意事项。

【导学案例】

患者，女，63岁，以"持续性心前区疼痛3小时"为主诉就诊。该患者在3 h前无明显诱因出现心前区持续性疼痛，部位在胸骨体中上段之后，范围有手掌大小，向左肩、左臂内侧、小指和无名指放射，伴有大汗、恶心呕吐、上腹部不适感，在家含服"速效救心丸"3次，但无效，为明确诊断及治疗前来就诊。在急诊室描记心电图过程中，患者突然出现抽搐、意识丧失、面色苍白、心音消失、血压和脉搏测不到、大小便失禁。导联ST段弓背向上抬高，随即出现QRS波群与T波消失，呈完全无规则的波浪状曲线，医护人员立即进行抢救。

【任务实施】

1. 操作准备

（1）护士准备：衣、帽、鞋整洁，修剪指甲，七步洗手，戴口罩。

（2）患者准备：评估患者的病情意识状态、呼吸、脉搏、有无活动的义齿等情况，护士可以对患者的体位进行调整，以便满足进行抢救的需要。

（3）用物准备：治疗盘内放血压计、听诊器、手电筒，必要时备一块木板或脚踏凳。

（4）环境准备：环境清洁，光线充足，温度适宜，必要时放置屏风。

2. 操作程序

单人徒手心肺复苏术的操作程序如表2-21所示。

表2-21 单人徒手心肺复苏术的操作程序

流程	操作步骤
判断与呼救	• 判断意识：拍打、轻摇患者肩膀并大声呼救患者 • 触摸颈动脉搏动，报告结果 • 紧急呼救：确认患者意识丧失，计时，立即抢救
评估环境	• 环境安全，可以施救
安置患者体位	• 将患者安置于硬板床上（或地面），去枕仰卧位 • 头、颈、躯干在同一直线上 • 双手放于身体两侧，身体无扭曲
心脏按压解释	• 抢救者站于患者右侧的肩腰部 • 解开患者的衣领、腰带，暴露患者的胸腹部 • 按压部位：两乳头连线中点（四点法） • 按压方法：两手掌根部重叠，手指翘起不接触胸壁 • 上半身前倾，两臂伸直，垂直向下用力 • 按压幅度：胸骨下陷5~6 cm，用力要均匀 • 按压频率：100~120次/min • 按压时间:放松时间 = 1:1
开放气道	• 检查口腔，清除口、鼻腔内分泌物或异物 • 取出活动义齿 • 判断颈部有无损伤，无损伤者采用压额抬颌法开放气道
人工呼吸	• 左手拇指和食指捏住患者的鼻孔 • 深吸一口气，双唇紧贴并包绕患者口部吹气，直至患者胸廓抬起 • 吹气毕，松鼻，离唇，观察患者的胸廓起伏情况 • 按压次数与人工呼吸次数之比为30:2 • 连续5个循环
判断复苏效果	• 评估患者情况并报告复苏效果 • 判断患者意识情况 • 可触及颈动脉搏动，收缩压大于60 mmHg • 自主呼吸恢复 • 散大的瞳孔变小，对光反射存在 • 面色、口唇、甲床和皮肤色泽转红润
整理记录	• 协助患者取舒适体位，注意保暖，询问需要 • 按规定处理医疗垃圾 • 七步洗手，记录
口述	• 患者复苏成功，遵医嘱给予患者静脉输液

3. 注意事项

（1）口对口人工呼吸时，抢救者应双唇包绕患者口部形成一个封闭腔，严防漏气。

（2）心外按压应平稳有规律地进行，不能间断。按压时，要垂直向下用力，不要左右摆动。

（3）按压时，要用力均匀、适度，不可用力过猛，以免造成血气胸、骨折、肝脾破裂、心包积液等。

（4）在胸外按压过程中，手掌根部不能离开胸壁，应用力压、快速压、不间断压。

（5）按压与通气交替进行，再次按压时需重新定位。

（6）若在操作过程中专业急救人员及时赶到并带来除颤仪，要立即对患者给予除颤一次，在除颤后应立即进行5个循环心肺复苏。

【任务评价】

单人徒手心肺复苏术的评价标准如表2-22所示。

表2-22 单人徒手心肺复苏术的评价标准

项目类别（分值）	项目	技术要求	评分等级 A	评分等级 B	评分等级 C	得分	备注
操作前准备（3分）	护士	衣、帽、鞋整洁，仪表端庄，指甲已修剪	1	0.5	0		
	检查	洗手液在有效期内、七步洗手（规范）	1	0.5	0		
	准备用物	治疗车常备用物、手电、纱布2块	1	0.5	0		
目的（2分）	建立呼吸	建立患者的循环及呼吸功能（口述）	1	0.5	0		
	保证心跳呼吸	保证重要脏器的血液供应，尽快恢复心跳、呼吸功能（口述）	1	0.5	0		
判断呼救（24分）	判断	快速跑到患者床旁	2	1	0		
	判断意识	双手轻拍患者面颊或双肩，分别在两侧耳边大声呼唤（"同志您怎么了，能听见我说话吗？"）	5	3	2		
	无意识	患者无意识（口述）	1	0.5	0		
	判断动脉搏动	食指和中指并拢触摸气管旁开2~3 cm处的颈动脉，听呼吸气流，看胸廓起伏（7 s＜时间＜10 s）	5	3	2		
	确定无意识	确认患者意识丧失，报告结果（无颈动脉搏动、无自主呼吸）（口述）	5	3	2		
	呼救	立即呼救或按铃（"快来人抢救，推抢救车及除颤仪"）	5	3	2		
	计时	计时（口述）	1	0.5	0		

续表

项目类别（分值）	项目	技术要求	评分等级 A	评分等级 B	评分等级 C	得分	备注
操作步骤（50分）	去枕仰卧	将患者置于硬板床上（或地面），去枕仰卧位（口述）	2	1	0		
	安置体位	头、颈、躯干在同一直线上（口述）	2	1	0		
	安置患者体位	双手放于身体两侧，身体无扭曲（口述）	2	1	0		
	站在患者右侧	抢救者站在患者右侧的肩腰部	2	1	0		
	松衣解带	解开患者的衣领、腰带，暴露患者的胸腹部	2	1	0		
	按压部位	两乳头连线中点（四点法）	4	3	2		
	按压方法	两手掌根部重叠，手指翘起不接触胸壁	4	3	2		
	按压手法	上半身前倾，双肩位于重叠掌根的正上方，两臂伸直（双肘关节伸直）有节律地垂直向下用力	4	3	2		
	按压幅度	胸骨下陷5~6 cm（口述），用力要均匀	3	2	1		
	按压频率	100~120次/min（口述），保证每次按压后胸部回弹，手掌不可离开胸壁，连续按压30次（18 s）	4	3	2		
	按压比例	按压时间:放松时间=1:1	2	1	0		
	检查口腔	检查口腔，清除口、鼻腔内分泌物或异物。若有活动的义齿，应取下（口述）	3	2	1		
	判断颈部有误损伤	判断颈部有无损伤，无损伤者采用压额抬颌法开放气道（口述）	3	2	1		
	捏紧鼻孔	左手拇指和食指捏住患者的鼻孔	3	2	1		
	包住口唇	深吸一口气，双唇紧贴并包绕患者的口部吹气，直至患者胸廓抬起；吹气毕，松鼻，离唇，观察患者的胸廓起伏情况	4	3	2		

续表

项目类别（分值）	项目	技术要求	评分等级 A	评分等级 B	评分等级 C	得分	备注
操作步骤（50分）	吹气	连续吹气2次，（每次不少于1 s）按压次数与人工呼吸次数之比为30:2	3	2	1		
	连续5个循环	连续5个循环，判断复苏效果并报告（复苏成功或失败），计时	3	2	1		
复苏有效指征（5分）	判断动脉	可触及颈动脉搏动（口述）	1	0.5	0		
	判断呼吸	自主呼吸恢复（口述）	1	0.5	0		
	观察瞳孔	散大的瞳孔缩小，对光反射存在（口述）	1	0.5	0		
	观察皮肤	面色、口唇、甲床和皮肤色泽转红润（口述）	1	0.5	0		
	观察血压	收缩压大于60 mmHg（口述）	1	0.5	0		
操作后（4分）	整理用物	整理用物，按要求垃圾分类	1	0.5	0		
	安置体位	取舒适体位，头偏向右侧	1	0.5	0		
	整理	整理床单元，注意患者保暖，向患者告知注意事项	1	0.5	0		
	洗手记录	七步洗手，记录	1	0.5	0		
注意事项（4分）	注意事项	患者仰卧，争分夺秒就地抢救	1	0.5	0		
		按压部位准确，用力合适，深度适宜，谨慎按压胸骨角、剑突下及左右胸部	1	0.5	0		
		保证气道通畅，姿势正确	1	0.5	0		
		按压间断及检查脉搏时间均不应超过10 s	1	0.5	0		
评价（8分）	评价	抢救流程合理、操作敏捷、动作熟练	0.5	0	0		
		患者无损伤，对患者关怀体贴到位	0.5	0	0		
		复苏成功（按压和吹气失误次数总和为0次）	4	3	2		
		复苏成功（按压和吹气失误次数总和在1~9次）	2	1	0		
		复苏成功（按压和吹气失误次数总和在10次以上）	1	0.5	0		

第十二节 留置胃管技术

【学习目标】
(1) 正确选择合适的胃管。
(2) 规范实施留置胃管技术。

【导学案例】
患者王某,女,70岁。因脑出血入院,神志不清,浅昏迷。遵医嘱留置胃管。

【任务实施】
1. 操作准备
(1) 护士准备:衣、帽、鞋整洁,七步洗手,戴口罩。
(2) 患者准备:理解行胃管的目的和意义,愿意合作。
(3) 用物准备:无菌包内放置胃管1根、治疗碗1只、弯盘1个、压舌板1根、镊子1把、止血钳1把、纱布2块、治疗巾1块、液状石蜡1小瓶、50 mL注射器1副、盘内备松节油、棉签、胶布、夹子或橡皮圈、安全别针1~2个、听诊器、温开水、手电筒,必要时备隔离衣、手套。
(4) 环境准备:整洁、安静、光线充足。

2. 操作程序
留置胃管技术的操作程序如表2-23所示。

表2-23 留置胃管技术的操作程序

流程	操作步骤
核对解释	• 备齐用物,携至患者床旁,核对患者的床号、姓名(腕带),确认患者身份 • 向患者及家属解释下胃管的目的、过程及配合方法,以取得患者合作
安置体位	• 协助患者取坐位、半坐卧位或右侧卧位,昏迷患者取去枕仰卧位,治疗巾铺于患者颌下及胸前盖被处,弯盘置于口角边,酌情取下义齿
清洁鼻腔	• 选择通畅的一侧鼻孔,清洁鼻腔
检查胃管	• 打开无菌包,戴手套,取出胃管,检查是否通畅,测量需插入胃管的长度并做好标记。成人胃管长度为45~55 cm
润滑插管	• 用液状石蜡润滑胃管前端 • 一手持纱布托住胃管,另一手持镊子或止血钳夹住胃管前端,沿选定的一侧鼻腔将润滑过的胃管轻轻插入鼻腔 • 当插至咽喉部(14~16 cm处),嘱患者做吞咽动作,顺势将胃管插入,插至预定长度(标记处) • 在插管过程中,若患者出现恶心、呕吐,可暂停插管,嘱患者做深呼吸动作;若患者出现咳嗽、呼吸困难、发绀等症状,表明胃管插入气管,应立即拔出,休息后重新插管 • 在为昏迷患者插管时,应协助患者取仰卧位,撤去枕头,向后仰头,当胃管插入15 cm时,将患者头部托起,使下颌靠近胸骨柄,缓缓插入胃管至预定的长度

续表

流程	操作步骤
确认胃管	• 将胃管末端接无菌注射器抽吸,有胃液抽出 • 将听诊器置于患者的胃部,用注射器快速注入10 mL空气,在胃部能听到气过水声 • 将胃管末端放入盛有水的碗中,应无气泡逸出。如果有大量气泡,则证明已误入气管
固定	• 确定胃管在胃内后,用胶布将胃管固定在鼻翼部,将胃管末端提高并返折,用纱布包好,用橡皮圈系紧,用别针将胃管固定于适当位置,防止灌入的食物反流或胃管脱落
清洁整理记录	• 协助患者清洁口腔、鼻孔,整理床单元,嘱患者维持原卧位20~30 min • 插管时间、患者的反应
拔管	• 携带用物至患者床前,核对患者,并向患者说明拔管的原因及过程,取得合作 • 将弯盘置于颌下,用血管钳夹紧胃管的末端放弯盘内 • 揭去固定的胶布,用纱布包绕近鼻孔处的胃管,边擦边拔,至咽喉处迅速拔出 • 将胃管置于弯盘内,移至患者视线以外 • 清洁患者的口、面部,擦去胶布痕迹,帮助患者取舒适的卧位,整理床单位
整理记录	• 整理用物,清洗、消毒、备用 • 七步洗手,记录拔管时间及患者反应

3. 注意事项

(1) 插入胃管会给患者带来一定心理压力和不适,在操作前必须对患者解释清楚,取得患者的理解与配合。

(2) 插管时,应动作轻稳,当胃管通过食管的3处狭窄时(环状软骨水平处、平气管分叉处、食管通过膈肌裂孔处),应该动作轻、慢,以免损伤食管黏膜。

【任务评价】

留置胃管技术的评价标准如表2-24所示。

表2-24 留置胃管技术的评价标准

项目类别 (分值)	项目	技术要求	评分等级			得分	备注
			A	B	C		
素质要求 (3分)	服装	衣、帽、鞋整洁,符合职业要求	1	0.5	0		
	仪表	仪表大方,举止端庄,轻盈矫健	1	0.5	0		
	语言	语言流畅,态度和蔼,面带微笑	1	0.5	0		
操作准备 (5分)	护士	修剪指甲,七步洗手,戴口罩	1	0.5	0		
	患者	理解留置胃管的目的和意义,愿意合作	1	0.5	0		
	用物	用物齐全,摆放合理	2	1	0		
	环境	病室整洁、安静、安全	1	0.5	0		

续表

项目类别（分值）	项目	技术要求	评分等级 A	评分等级 B	评分等级 C	得分	备注
留置胃管技术（82分）	核对解释	备齐用物，并携至床旁，核对患者的床号、姓名（腕带），确认患者身份	2	1	0		
		向患者及家属解释下胃管的目的、过程及配合方法，以取得患者合作	2	1	0		
	安置体位	协助患者取坐位、半坐位或右侧卧位，昏迷患者取去枕仰卧位，治疗巾铺于患者颌下及胸前盖被处，弯盘置于口角边，酌情取下义齿	2	1	0		
	清洁鼻腔	选择通畅的一侧鼻孔，清洁鼻腔	2	1	0		
	检查胃管	取出胃管，检查是否通畅，测量需插入胃管的长度并做好标记	3	2	1		
	润滑插管	用液状石蜡润滑胃管前端	2	2	0		
		插入胃管到预定的长度	20	12	5		
	确认	确认胃管在胃内（用三种方法中的任意一种确认胃管在胃内即可）	20	12	5		
	固定	固定在鼻翼部，末端处理固定	5	3	1		
	整理记录	协助患者取合适体位	1	0.5	0		
		插管时间、患者的反应	1	0.5	0		
	拔管	携带用物至患者床前，核对患者，并向患者说明拔管的原因及过程，取得合作	2	1	0		
		将弯盘置于颌下，用血管钳夹紧胃管的末端放弯盘内	2	1	0		
		揭去固定的胶布，用纱布包绕近鼻孔处的胃管，边擦边拔，至咽喉处迅速拔出	12	8	4		
		将胃管置于弯盘内，移至患者视线以外	2	1	0		
		清洁患者的口、面部，擦去胶布痕迹、取舒适的卧位，整理床单位	2	1	0		
	整理记录	整理用物，清洗、消毒、备用	1	0.5	0		
		七步洗手，记录拔管时间及患者反应	1	0.5	0		
评价（10分）	操作方法	操作程序正确，动作规范，操作熟练	5	3	1		
	效果	符合留置胃管术操作要求	5	3	1		

第十三节 胃肠减压术

【学习目标】
(1) 掌握胃肠减压术的操作方法和注意事项。
(2) 具备良好的礼仪规范、较强的人文关怀理念,与患者沟通融洽。

【导学案例】
患者,男,48岁,司机,因"间断性腹部疼痛3年,腹部剧烈疼痛6小时"急诊入院。该患者3年来反复出现上腹部疼痛不适,饥饿后疼痛明显,进食后缓解,伴反酸。昨日晚酒后突发上腹部剧烈疼痛伴恶心,呕吐少量酸性胃内容物,起病后疼痛呈持续性,疼痛范围很快扩展到全腹,由家人送至急诊科。查体:患者消瘦,面色苍白,多汗,痛苦面容,呼吸急促,腹式呼吸消失,全腹肌紧张,板状腹,压痛及反跳痛,右上腹明显,肝浊音界消失,移动性浊音(+),肠鸣音消失。X线检查膈下游离气体。诊断为十二指肠溃疡并发穿孔。遵医嘱立即禁食、持续胃肠减压,行手术治疗,留置腹腔引流管。

【任务实施】
1. 操作准备
(1) 护士准备:衣、帽、鞋整洁,修剪指甲,七步洗手,戴口罩。
(2) 患者准备:了解护理措施的目的、方法、注意事项及配合要点;护士应减轻患者心理紧张感,协助患者取舒适体位。
(3) 用物准备:治疗车、洗手液、锐器盒、医疗垃圾桶、生活垃圾桶。治疗盘:一次性使用胃肠减压器、一次性胃管包(胃管、治疗巾、液状石蜡、镊子、弯盘、压引注射器)、无菌棉签、治疗碗2个(一个放纱布数块、压舌板1个,另一个盛放温开水)、一次性无菌手套、听诊器、手电筒、胶布、安全别针。
(4) 环境准备:环境清洁,光线充足,温度适宜,必要时放置屏风。

2. 操作程序
胃肠减压术的操作程序如表2-25所示。

表2-25 胃肠减压术的操作程序

流程	操作步骤
核对解释	• 备齐用物,携至患者床旁,核对患者的床号、姓名(腕带),确认患者身份 • 向患者及家属解释胃肠减压术的目的、过程及配合方法,以取得患者合作
安置体位	• 协助患者取坐位、半坐卧位或右侧卧位,治疗巾铺于患者颌下及胸前盖被处,弯盘置于口角边,酌情取下义齿
清洁鼻腔	• 选择通畅一侧鼻孔,清洁鼻腔
检查胃管	• 打开无菌包,戴手套,取出胃管,检查是否通畅,测量需插入胃管的长度并做好标记,成人胃管长度为45~55 cm

续表

流程	操作步骤
润滑插管	• 用液状石蜡润滑胃管前端 • 一手持纱布托住胃管,另一手持镊子或止血钳夹住胃管前端,沿选定的一侧鼻腔将润滑过的胃管轻轻插入鼻腔 • 当插至咽喉部(14~16 cm处),嘱患者做吞咽动作,顺势将胃管插入,插至预定长度(标记处) • 在插管过程中,若患者出现恶心、呕吐,可暂停插管,嘱患者做深呼吸动作;若患者出现咳嗽、呼吸困难、发绀等现象,表明胃管插入气管,应立即拔出,休息后重新插管 • 在为昏迷患者插管时,应协助患者取仰卧位,撤去枕头,向后仰头,当胃管插入15 cm时,将患者头部托起,使下颌靠近胸骨柄,缓缓插入胃管到预定的长度
确认胃管	• 将胃管末端接无菌注射器抽吸,有胃液抽出 • 将听诊器置于患者的胃部,用注射器快速注入10 mL空气,在胃部能听到气过水声 • 将胃管末端放入盛有水的碗中,应无气泡逸出。如果有大量气泡,则证明已误入气管
固定	• 确定胃管在胃内后,用胶布将胃管固定在鼻翼部及颊部
接胃肠减压器	• 检查一次性胃肠减压器,打开取出,排尽空气,与胃管相连 • 观察引流通畅后,用安全别针将引流导管固定在胸前或枕旁
整理记录	• 协助患者清洁面部,清理用物,整理床单位等 • 七步洗手 • 记录胃肠减压时间、插入深度,以及引流液的量、颜色、性状等
拔管	• 撤除胃肠减压器 • 揭去固定的胶布,用纱布包绕近鼻孔处的胃管,边擦边拔,至咽喉处迅速拔出 • 将胃管置于弯盘内,移至患者的视线以外 • 清洁患者的口、面部,擦去胶布痕迹,帮助患者取舒适的卧位,整理床单位
整理记录	• 整理用物,清洗、消毒、备用 • 七步洗手,记录拔管时间及患者反应

3. 注意事项

(1) 插入胃管会给患者带来一定心理压力和不适,在操作前必须对患者解释清楚,取得患者的理解与配合。

(2) 插管时,应动作轻稳,当胃管通过食管的3处狭窄时(环状软骨水平处、气管分叉处、食管通过膈肌裂孔处),应该动作轻、慢,以免损伤食管黏膜。

(3) 妥善固定胃管及负压引流器,防止扭曲、受压,影响引流效果。

(4) 留置胃肠减压管期间,患者禁食水,并停用口服药物,禁食期间应加强口腔护理。

(5) 负压引流器应每日更换1次。

(6) 注意观察引流液的量、颜色、性状,以及患者水电解质及胃肠功能恢复的情况,并作好记录。

【任务评价】

胃肠减压术的评分标准如表2-26所示。

表2-26 胃肠减压术的评分标准

项目类别(分值)	项目	技术要求	评分等级 A	评分等级 B	评分等级 C	得分	备注
素质要求(3分)	服装	衣、帽、鞋整洁,符合职业要求	1	0.5	0		
	仪表	仪表大方,举止端庄,轻盈矫健	1	0.5	0		
	语言	语言流畅,态度和蔼,面带微笑	1	0.5	0		
操作准备(5分)	护士	修剪指甲,七步洗手,戴口罩	1	0.5	0		
	患者	理解留置胃管的目的和意义,愿意合作	1	0.5	0		
	用物	用物齐全,摆放合理	2	1	0		
	环境	病室整洁、安静、安全	1	0.5	0		
胃肠减压术(82分)	核对解释	备齐用物,并携至床旁,核对患者的床号、姓名(腕带),确认患者身份	2	1	0		
		向患者及家属解释胃肠减压术的目的、过程及配合方法,以取得患者合作	2	1	0		
	安置体位	协助患者取坐位、半坐位或右侧卧位,治疗巾铺于患者颌下及胸前盖被处,弯盘置于口角边,酌情取下义齿	2	1	0		
	清洁鼻腔	选择通畅一侧鼻孔,清洁鼻腔	2	1	0		
	检查胃管	取出胃管,检查是否通畅,测量需插入胃管长度并做好标记	3	2	1		
	润滑	用液状石蜡润滑胃管前端	2	2	0		
	插管	插入胃管到预定的长度	20	12	5		
	确认	确认胃管在胃内(三种方法)	20	12	5		
	固定	用胶布将胃管固定在鼻翼部及颊部	1	0.5	0		
	接胃肠减压器	检查一次性胃肠减压器,打开取出,排尽空气与胃管相连	4	2	1		
		观察引流通畅后,用安全别针固定在胸前或枕旁	2	1	0		
	整理记录	协助患者清洁面部,清理用物,整理床单位等	1	0.5	0		
		七步洗手	1	0.5	0		
		记录胃肠减压时间,插入深度,引流液的量、颜色、性状等	2	1	0		

续表

项目类别（分值）	项目	技术要求	评分等级 A	评分等级 B	评分等级 C	得分	备注
胃肠减压术（82分）	拔管	撤除胃肠减压器	2	1	0		
		揭去固定的胶布，用纱布包绕近鼻孔处的胃管，边擦边拔，至咽喉处迅速拔出	10	7	2		
		将胃管置于弯盘内，移至患者的视线以外	2	1	0		
		清洁患者的口、面部，擦去胶布痕迹，帮助患者取舒适的卧位，整理床单位	2	1	0		
	整理记录	整理用物，清洗、消毒、备用	1	0.5	0		
		七步洗手，记录拔管时间及患者反应	1	0.5	0		
评价（10分）	操作方法	操作程序正确，动作规范，操作熟练	5	3	1		
	效果	符合胃肠减压术操作要求	5	3	1		

第十四节　留置导尿术

【学习目标】

（1）熟练掌握留置导尿术的操作方法和注意事项。

（2）熟悉男性、女性尿道的解剖特点。

（3）具备良好的礼仪规范，与患者沟通融洽，体现人文关怀。

【导学案例】

患者，女，36岁，以"阴道接触性出血1年，分泌物增多2个月"为主诉收入院。该患者1年前性生活后常出现阴道流血，血量时多时少，未予系统治疗。近2个月来，患者出血量增加，伴有不明原因的阴道流液，有腥臭味。到当地医院就诊，妇科检查发现宫颈有花样肿物，直径约3 cm。病理活检提示宫颈中分化鳞癌，为进一步诊治，收入院。查体：生命体征平稳，心肺听诊无杂音，腹部平软，肝脾未触及。医嘱：行宫颈癌根治术，做好术前准备，实施留置导尿术。

【任务实施】

1. 操作准备

（1）护士准备：衣、帽、鞋整洁，修剪指甲，七步洗手，戴口罩。

（2）患者准备：患者了解留置导尿术的目的、方法、注意事项及配合要点；护士协助患者取舒适体位，暴露操作部位，并做好操作前准备。

（3）用物准备：

①外阴消毒包：弯盘、手套、治疗碗（内置棉球数个）、血管钳（止血钳）。

②无菌导尿包：小药杯（内置棉球）液状石蜡棉球瓶、标本瓶、洞巾、无菌手套、弯盘2个、血管钳（止血钳）2把、双气囊导尿管16~18号、无菌手套1副、10 mL注射器、0.9%氯化钠溶液20 mL、无菌集尿袋1个。

③其他：小橡胶单和治疗巾1套或一次性尿垫、浴巾、无菌持物钳和容器、消毒溶液、屏风、橡皮圈、安全别针。男患者另备纱布一块。

（4）环境准备：环境清洁，光线充足，温度适宜。

2. 操作程序

留置导尿术的操作程序如表2-27所示。

表2-27 留置导尿术的操作程序

流程	操作步骤
核对解释	• 携用物至患者床旁，核对患者的床号、姓名，并解释留置导尿术的目的及注意事项，以取得患者的配合
安置卧位	• 护士站在患者右侧，用屏风遮挡患者，松解床尾盖被，帮助患者脱去对侧裤腿，盖在近侧腿上，并盖上浴巾，对侧腿用盖被遮盖 • 协助患者取屈膝仰卧位，两腿略外展，暴露外阴，将橡胶单和治疗巾置于患者臀下，弯盘放于会阴处，治疗碗置于弯盘后
初步消毒	• 女患者：戴清洁手套，右手持止血钳夹取消毒液棉球由外向内、自上而下，依次消毒阴阜、大阴唇，左手分开大阴唇，消毒小阴唇和尿道口。一个棉球只用一次，将污棉球置于弯盘内。消毒完毕，脱下手套置于弯盘内，将治疗碗及弯盘移至床尾 ❖ 男患者：将弯盘置于患者外阴处，盛放消毒液棉球的治疗碗放在弯盘一侧，左手戴手套或指套，右手持血管钳夹取消毒液棉球进行初步消毒，依次为阴阜、阴茎、阴囊；左手用无菌纱布包住阴茎，将包皮向后推，暴露尿道口，自尿道口旋转向外擦拭尿道口、龟头及冠状沟数次，将污棉球置于弯盘内。消毒完毕，脱下手套置于弯盘内，将治疗碗及弯盘移至床尾
开包倒液	• 在患者两腿间，打开无菌导尿包。先打开导尿包外层，再用无菌持物钳打开导尿包内层，取出小药杯，置床尾内层包布边缘，倒消毒液，浸湿棉球
铺巾润管	• 戴无菌手套，铺上洞巾，使其和包布内层形成无菌区，然后用液状石蜡棉球润滑导尿管前端
再次消毒	• 女患者：将小药杯置于患者外阴处，左手分开并固定小阴唇，右手持无菌止血钳夹取消毒棉球，依次消毒尿道口、小阴唇，最后再次消毒尿道口。一个棉球只用一次，将污棉球、小药杯及止血钳置于弯盘内，移至床尾 ❖ 男患者：一手用无菌纱布包住阴茎将包皮向后推，暴露尿道口；另一手持血管钳夹取消毒液棉球再次消毒尿道口、龟头及冠状沟数次
插导尿管	• 女患者：嘱患者深呼吸，左手继续固定小阴唇，右手将无菌弯盘放于洞巾旁，用另一止血钳夹住导尿管，对准尿道口轻轻插入尿道4~6 cm ❖ 男患者：左手用纱布包裹阴茎并提起，与腹壁呈60°夹角，固定阴茎，右手将无菌治疗碗或弯盘移至阴茎下方的洞巾口旁，嘱患者张口呼吸。右手持血管钳夹住导尿管，对准尿道口轻轻插入尿道20~22 cm
固定尿管	• 见尿液流出后，插入5~7 cm，根据导尿管上注明的气囊容积，在气囊内注入等量的0.9%氯化钠溶液，夹紧气囊末端

续表

流程	操作步骤
接集尿袋	• 将导尿管末端与集尿袋的引流管接头连接,开放导尿管,用橡皮圈和安全别针将集尿袋的引流管固定在床单上。固定引流管时,应留出足够的长度,以免患者翻身时导尿管脱出
安置患者	• 协助患者穿上裤子,取舒适体位
整理用物	• 整理床单位,清理用物
记录	• 七步洗手,记录

3. 注意事项

(1) 严格执行查对制度和无菌操作原则,预防泌尿系统感染。

(2) 在导尿过程中,注意保护患者隐私,并采取适当的保暖措施。

(3) 在为女患者导尿时,如果误入阴道,应立即取出,另换无菌导尿管并重新消毒尿道口后插入。

(4) 对膀胱高度膨胀且极度虚弱的患者,第一次放尿量不要超过 1 000 mL。因为大量放尿可使腹腔内压突然下降,大量血液滞留在腹腔血管内,导致血压下降,产生虚脱;膀胱内压突然降低,会导致膀胱黏膜急剧充血,发生血尿。

(5) 保持引流通畅:引流管应放置妥当,避免扭曲、受压、堵塞等造成引流不畅。

(6) 防止逆行感染:保持尿道口清洁、干燥,每日用消毒液棉球消毒尿道口和外阴 1~2 次。每日更换引流管及集尿袋,每周更换导尿管一次;及时放出集尿袋内尿液并记录,在倾倒尿液时,不可将引流管末端抬高(须低于耻骨联合)。

(7) 防止导尿管脱落:患者离床活动时,导尿管和集尿袋应妥善安置。

(8) 训练膀胱反射功能,教会患者和家属在拔管前采用间歇性引流方式(每 3~4 h 松开一次导尿管),使膀胱定时充盈排空,促进膀胱功能恢复。

【任务评价】

留置导尿术的评价标准如表 2-28 所示。

表 2-28 留置导尿术的评价标准

项目类别(分值)	项目	技术要求	评分等级			得分	备注
			A	B	C		
素质要求(8分)	服装	衣、帽、鞋整洁,符合职业要求	2	1	0.5		
	仪表	仪表大方,举止端庄,轻盈矫健	3	2	1		
	语言	语言流畅,态度和蔼,面带微笑	3	2	1		
操作准备(10分)	护士	修剪指甲,七步洗手,戴口罩	2	1	0.5		
	患者	患者了解操作目的,并愿意合作	3	2	1		
	用物	用物齐全,摆放合理	3	2	1		
	环境	病室整洁、安静、安全	2	1	0.5		

续表

项目类别(分值)	项目	技术要求	评分等级 A	评分等级 B	评分等级 C	得分	备注
留置导尿术(72分)	核对解释	携用物至患者床旁，核对患者的床号、姓名，并解释留置导尿术的目的及注意事项，以取得患者的配合	4	3	2		
	安置卧位	护士站在患者右侧，用屏风遮挡患者，松解床尾盖被，帮助患者脱去对侧裤腿，盖在近侧腿上，并盖上浴巾，对侧腿用盖被遮盖	5	4	2		
		协助患者取屈膝仰卧位，两腿略外展，暴露外阴，将橡胶单和治疗巾置于患者臀下，弯盘放于会阴处，治疗碗置于弯盘后	5	4	2		
	初步消毒	●女患者：戴清洁手套，右手持止血钳夹取消毒液棉球由外向内、自上而下，依次消毒阴阜、大阴唇，左手分开大阴唇，消毒小阴唇和尿道口。一个棉球只用一次，将污棉球置于弯盘内。消毒完毕，脱下手套置于弯盘内，将治疗碗及弯盘移至床尾 ❖男患者：将弯盘置于患者外阴处，盛放消毒液棉球的治疗碗放在弯盘一侧，左手戴手套或指套，右手持血管钳取消毒液棉球进行初步消毒，依次为阴阜、阴茎、阴囊；左手用无菌纱布包住阴茎，将包皮向后推，暴露尿道口，自尿道口旋转向外擦拭尿道口、龟头及冠状沟数次，将污棉球置于弯盘内。消毒完毕，脱下手套置于弯盘内，将治疗碗及弯盘移至床尾	10	8	4		
	开包倒液	在患者两腿间，打开无菌导尿包。先打开导尿包外层，再用无菌持物钳打开导尿包内层，取出小药杯，置床尾内层包布边缘，倒消毒液，浸湿棉球	8	6	3		
	铺巾润管	戴无菌手套，铺上洞巾，使其和包布内层形成无菌区，然后用液状石蜡棉球润滑导尿管前端	6	5	3		
	再次消毒	●女患者：将小药杯置于患者外阴处，左手分开并固定小阴唇，右手持无菌止血钳夹取消毒棉球，依次消毒尿道口、小阴唇，最后再次消毒尿道口。一个棉球只用一次，将污棉球、小药杯及止血钳置于弯盘内，移至床尾 ❖男患者：一手用无菌纱布包住阴茎将包皮向后推，暴露尿道口；另一手持血管钳夹取消毒液棉球再次消毒尿道口、龟头及冠状沟数次	10	8	4		

续表

项目类别（分值）	项目	技术要求	评分等级 A	评分等级 B	评分等级 C	得分	备注
留置导尿术（72分）	插导尿管	●女患者：嘱患者深呼吸，左手继续固定小阴唇，右手将无菌弯盘放于洞巾旁，用另一止血钳夹住导尿管，对准尿道口轻轻插入尿道4~6 cm ❖男患者：左手用纱布包裹阴茎并提起，与腹壁呈60°夹角，固定阴茎，右手将无菌治疗碗或弯盘移至阴茎下方的洞巾口旁，嘱患者张口呼吸。右手持血管钳夹住导尿管，对准尿道口轻轻插入尿道20~22 cm	5	4	2		
	固定尿管	见尿液流出后，插入5~7 cm，根据导尿管上注明的气囊容积，在气囊内注入等量的0.9%氯化钠溶液，夹紧气囊末端	3	2	1		
	接集尿袋	将导尿管末端与集尿袋的引流管接头连接，开放导尿管，用橡皮圈和安全别针将集尿袋的引流管固定在床单上。固定引流管时，应留出足够的长度，以免患者翻身时导尿管脱出	5	4	2		
	安置患者	协助患者穿上裤子，取舒适体位	5	4	2		
	整理用物	整理床单位，清理用物	3	2	1		
	记录	七步洗手，记录	3	2	1		
评价（10分）	操作方法	操作程序正确，动作规范，操作熟练	3	2	1		
	操作效果	符合无菌操作要求，插管顺利成功	4	3	2		
	护患沟通	解释合理、有效、体现人文关怀，患者感到满意	3	2	1		

第十五节 术前皮肤准备技术

【学习目标】

（1）掌握手术患者术前皮肤准备的操作方法和注意事项。

（2）能够按要求完成手术患者术前的皮肤准备。

【导学案例】

患者王某，女，30岁。患者右上腹闷胀不适，背部右侧隐痛、嗳气和消化不良、厌油腻一年，今晨起进食鸡蛋2个后右上腹疼痛难忍。诊断：胆管结石，行手术治疗。

【任务实施】

1. 操作准备

(1) 护士准备：衣、帽、鞋整洁，修剪指甲，七步洗手，戴口罩。

(2) 患者准备：了解手术过程，缓解紧张情绪。

(3) 用物准备：

① 清洁用物：温水、清洁产品、擦洗毛巾、吸湿大毛巾（必要时）。

② 备皮用物：治疗盘内放置电推子、剃须刀、圆头剪刀、酒精、碘伏、石蜡油、棉签、手消毒液等，根据需要准备。

(4) 环境准备：环境清洁，光线充足。

2. 操作程序

术前皮肤准备技术的操作程序如表2-29所示。

表2-29 术前皮肤准备技术的操作程序

流程	操作步骤
评估	• 评估患者的生命体征、神志、活动、自理能力、配合程度、皮肤情况
清洁	• 患者在术前一日或手术当日，应用肥皂或抗菌清洁产品沐浴；不能下床的患者，应采取床上洗浴 • 暴露皮肤准备区域，必要时在患者身体下面垫吸湿垫巾 • 使用清洁产品时，采用直线或环形方式机械清洗皮肤，或遵循清洁产品使用说明 • 用毛巾蘸取温水清洗已经清洁的皮肤 • 将清洁的毛巾放在皮肤上，吸收水分后拿起，不要在皮肤上擦拭或拖动 • 移除垫在患者身体下面的吸湿毛巾，帮助患者更换清洁衣服
备皮	• 备皮以术前2 h为宜，超过24 h应重新准备 • 嘱患者仰卧位，暴露备皮区 • 查看患者的皮肤清洁情况 • 用温水进行湿润，对毛发多的部位（如头部）可以用手消毒液进行润湿消毒 • 上至乳头连线，下至耻骨联合，两侧至腋后线，用电推子或剪刀进行备皮。如果处理不干净，则可用电动剃须刀进一步处理 • 如果要进行腹腔镜手术，则应于脐窝先用棉签蘸石蜡油进行润滑去污，再用碘伏棉签擦拭消毒，直到干净为止（也可以用酒精棉签再次擦拭去除碘伏，以免污染衣服） • 若使用脱毛膏，则在使用脱毛膏前须做过敏试验 • 备皮后，应使用碘伏棉纱擦净备皮区皮肤，或用温开水洗净备皮区皮肤 • 协助患者更换清洁病号服 • 整理用物
备皮工具的清洗消毒	• 备皮完成后，将电推子、剃须刀充分拆卸，用清水冲洗干净、待干 • 用棉签蘸酒精对电推子、剃须刀及剪刀进行擦拭消毒（包括手柄），直到干净为止，也可以用手消毒液喷洒，进行擦拭 • 消毒待干后，方可给下一位患者使用或放入清洁袋备用

3. 注意事项

(1) 备皮应在手术当日进行。去除手术部位毛发时，应当使用不损伤皮肤的方法，避免使用刀片刮除毛发。

(2) 在操作过程中，切勿刮伤皮肤。

(3) 为常规手术患者备皮时，如果是阴式手术，就用电推子以及剃须刀进行备皮；否则，就选择剪刀剪毛。

(4) 对传染病或急诊患者建议单独使用备皮工具或一次性备皮工具。

【任务评价】

术前皮肤准备技术的评价标准如表2-30所示。

表2-30　术前皮肤准备技术的评价标准

项目类别（分值）	项目	技术要求	评分等级 A	评分等级 B	评分等级 C	得分	备注
素质要求（3分）	服装	衣、帽、鞋整洁，符合职业要求	1	0.5	0		
	仪表	仪表大方，举止端庄，轻盈矫健	1	0.5	0		
	语言	语言流畅，态度和蔼，面带微笑	1	0.5	0		
操作准备（5分）	护士	修剪指甲，七步洗手，戴口罩	1	0.5	0		
	用物	用物齐全，摆放合理	3	2	1		
	环境	病室整洁、安静、安全	1	0.5	0		
术前皮肤准备（85分）	评估	评估患者的生命体征、神志、活动、自理能力、配合程度、皮肤情况等	3	2	1		
	清洁	患者在术前一日或手术当日，应用肥皂或抗菌清洁产品沐浴；不能下床的患者，应采取床上洗浴	6	4	2		
		使用清洁产品时，采用直线或环形方式机械清洗皮肤，或遵循清洁产品使用说明	6	4	2		
		将清洁的毛巾放在皮肤上，吸除水分后拿起，不要在皮肤上擦拭或拖动	6	4	2		
	备皮	查看患者的皮肤清洁情况	6	4	2		
		用温水进行湿润，对毛发多的部位（如头部），可以用手消毒液进行润湿消毒	6	4	2		
		用电推子或剪刀进行备皮。如果处理不干净，则可用电动剃须刀进一步处理	10	7	3		
		对脐窝，应先用棉签蘸石蜡油进行润滑去污，再用碘伏棉签擦拭消毒	5	3	1		
		若使用脱毛膏，则在使用脱毛膏前须做过敏试验	5	3	1		
		备皮后，应使用碘伏棉纱擦净备皮区皮肤，用温开水洗净备皮区皮肤	10	7	3		
		协助患者更换清洁病号服	4	2	1		
		整理用物	3	2	1		

续表

项目类别（分值）	项目	技术要求	评分等级 A	B	C	得分	备注
术前皮肤准备（85分）	备皮工具的清洗消毒	备皮完成后，将电推子、剃须刀充分拆卸，用清水冲洗干净、待干	5	3	1		
		用棉签蘸酒精对电推子、剃须刀及剪刀进行擦拭消毒（包括手柄），直到干净为止，也可以用手消毒液喷洒，进行擦拭	5	3	1		
		消毒待干后，方可给下一位患者使用或放入清洁袋备用	5	3	1		
评价（7分）	操作方法	操作程序正确，动作规范，操作熟练	2	1	0		
	效果	术前皮肤准备充分	5	3	1		

第三章

护理行为与患者安全

护理工作服务于人的生老病死全过程，在患者疾病的急性期、慢性期、康复期以及患者临终关怀期的各个阶段发挥着重要作用。在护理活动中，患者安全目标、护理重点工作制度、工作流程是护理人员实施护理工作、保障护理质量和患者安全的依据和基础，护理人员在护理工作中应当严格遵守。

第一节 临床常用重点护理工作制度

【学习目标】
(1) 熟练掌握查对制度、交接班制度、分级护理制度的内容。
(2) 在临床护理工作中，能够落实查对制度、交接班制度、分级护理制度。

一、查对制度

查对制度是指为防止医疗差错，保障医疗安全，医务人员对医疗行为和医疗器械、设施、药品等进行复核查对的制度。

查对制度应当涵盖患者身份识别、临床诊疗行为、设备设施运行和医疗环境安全等相关方面。实施每项医疗行为前，都必须查对患者身份，且应当至少使用两种身份查对方式，严禁将床号作为身份查对的标识。为无名患者进行诊疗活动时，须双人核对。用电子设备辨别患者身份时，仍须口语化查对。

（一）医嘱查对制度
(1) 各类医嘱均由两名护士进行查对，每日医嘱班班查对。
(2) 护士长每周组织两次对全科住院患者的全部医嘱进行查对。
(3) 抢救患者时，对口头医嘱，执行者须复述一遍，核对无误后方可执行，并保留空安瓿，抢救结束后经二人核对后弃掉，并保留原始抢救记录。
(4) 查对医嘱必须认真，将查出的问题及时登记并予以纠正，必要时上报。
(5) 对所有当日医嘱，夜班护士须全部查对一遍；对当天未查到的病历，第二天要补查。

（二）进行各种治疗（服药、注射、输液）、处置查对制度
(1) 服药、注射、输液前，必须严格进行"三查八对"。

三查：操作前查、操作中查、操作后查（查"八对"的内容）。

八对：对床号、姓名、药名、剂量、浓度、时间、用法、有效期。

(2) 同时使用多种药物时，注意配伍禁忌。

（3）摆药后，必须经二人核对方可执行。备药前，要检查药名、规格、剂量、用法与医嘱是否相符，注意水剂、片剂有无变质，安瓿有无裂痕，查对有效期和批号，如果不符合要求或标签不清，就不得使用。

（4）对于易致过敏药物，在给药前应询问有无过敏史；使用麻醉药品、精神药品、放射性药品、肿瘤化疗药品、医疗用毒性药品及药品类易制毒化学品等特殊药品时，要严格执行使用与管理规范。

（5）发药及注射时，如果患者提出疑问，应及时查清，并向患者解释后方可执行，必要时与医生联系。

（6）给予患者实施各种处置时，均应进行严格查对。

（三）输血查对制度

（1）输血应遵循"三查八对"。

三查：查血液的有效期、血液的质量以及血液的包装是否完好无损。

八对：对姓名、床号、住院号、血袋（瓶）号（储血号）、血型、交叉配血试验的结果、血液的种类、血量。

（2）确定输血后，医护人员持输血申请单和贴好标签的试管，当面核对患者姓名、性别、年龄、病案号、病室/门诊、床号、血型和诊断，采集血标本，做到准确无误。两位以上患者同时配血时，血标本不能同时采集，要分别、分次采取。

（3）接血者与送血者须进行"三查八对"，共同查对患者姓名、性别、年龄、病案号、门急诊/病室、床号、血型、血液有效期及配血试验结果，以及保存血的外观等，准确无误，双方在输血护理记录单上签名。

（4）输血前，由两名医护人员按输血"三查八对"核对交叉配血报告单及血袋标签各项内容，检查血袋有无破损渗漏，血液颜色是否正常，准确无误后方可输血。

（5）输血时，应双人核对，两名医务人员持病历共同到患者床旁，核对患者的姓名、性别、年龄、病案号、门急诊/病室、床号、血型等，确认与配血报告相符，再次核对血液，检查输血器具。输血时，注意观察患者的反应。输血完毕，血袋按规定时间送回输血科。

（四）手术患者查对制度

（1）术前准备及接患者时，应查对患者的住院号、床号、姓名、性别、年龄、诊断、手术名称及手术部位（左、右）。

（2）查配血报告，术前、术中用药，药物过敏试验结果等。

（3）查对无菌包内灭菌指示剂以及手术器械是否齐全。

（4）凡实施体腔或深部组织手术，应在缝合前核对纱垫、纱布、缝针、器械的数目是否与术前相符。

（5）手术取下的标本，应由器械护士与手术者核对后，填写"病理检验单"后送检。

（五）患者身份识别制度

（1）在采血、给药或输血（或血液制品）、发放特殊饮食等操作前，必须严格执行患者身份识别查对制度，应至少使用两种身份识别方法（姓名、年龄等但不包括患者的床号或房间号）。不得采用条码扫描等信息识别技术作为唯一识别方法。

（2）对能有效沟通的患者，实行双向核对法，即除了核对床头卡以外，还必须要求患者自行说出本人姓名，确认无误后方可执行。

(3) 对重症监护病房、手术室、急诊抢救室、新生儿等科室中无法有效沟通的患者（如意识障碍、抢救、输血）以及无名氏、精神患者、不同语种或有语言交流障碍的患者，必须使用身份识别标识（如腕带、指纹等）。在各诊疗操作前，除了核对床头卡以外，必须核对腕带或指纹，识别患者身份。

(4) 在实施任何介入或有创诊疗活动前，实施者应亲自与患者（或家属）沟通，作为最后确认的手段，以确保对正确的患者实施正确的操作。

二、分级护理制度

(一) 定义

(1) 护理分级：患者在住院期间，医护人员根据患者的病情和（或）自理能力对患者进行评定而确定的护理级别。

(2) 自理能力：在生活中，个体照料自己的行为能力。

(3) 日常生活活动：人们为了维持生存及适应生存环境而每天反复进行的、最基本的、具有共性的活动。

(4) Barthel 指数：对患者日常生活活动的功能状态进行测量，个体得分取决于对一系列独立行为的测量，总分在 0～100。

(二) 内容

护理级别分为特级护理、一级护理、二级护理、三级护理四个级别。

1. 特级护理

1) 指征

(1) 维持生命，实施抢救性治疗的重症监护患者。

(2) 病情危重，随时可能发生病情变化，需要进行监护、抢救的患者。

(3) 各种复杂手术或大手术后、严重创伤或大面积烧伤的患者。

2) 护理内容

(1) 严密观察患者的病情变化，监测患者的生命体征。

(2) 根据医嘱，正确实施治疗、给药措施。

(3) 根据医嘱，准确测量并记录出入液量。

(4) 根据患者病情，正确实施基础护理和专科护理（如口腔护理、压疮护理、气道护理及管路护理等），实施安全措施。

(5) 保持患者的舒适和功能体位。

(6) 实施床旁交接班。

3) 质量要求

(1) 保持良好的病房环境，保持床单元清洁，保证患者体位舒适。

(2) 保持患者的"三短六洁"。

三短：头发短、指甲短、胡须短。

六洁：头发、手、足、会阴、皮肤、口腔清洁。

(3) 保证各种管道在位、通畅。

(4) 掌握患者病情。

(5) 无护理并发症。

2. 一级护理

1）指征

（1）病情趋向稳定的重症患者。

（2）病情不稳定或随时可能发生变化的患者。

（3）手术后或者治疗期间需要严格卧床的患者。

（4）自理能力重度依赖的患者。

2）护理内容

（1）每小时巡视患者，观察患者的病情变化。

（2）根据患者病情，测量生命体征。

（3）根据医嘱，正确实施治疗、给药措施。

（4）根据患者病情，正确实施基础护理和专科护理（如口腔护理、压疮护理、气道护理及管路护理等），实施安全措施。

（5）提供与护理相关的健康指导。

3）质量要求

（1）保持良好的病房环境，保持床单元清洁。

（2）保持患者的"三短六洁"。

三短：头发短、指甲短、胡须短。

六洁：头发、手、足、会阴、皮肤、口腔清洁。

（3）保证各种管道在位、通畅。

（4）保证患者正常休息。

（5）掌握患者病情。

（6）无护理并发症。

3. 二级护理

1）指征

（1）病情趋于稳定或未明确诊断前，仍需观察，且生理能力轻度依赖的患者。

（2）病情稳定，仍需卧床，且自理能力轻度依赖的患者。

（3）病情稳定或处于康复期，且自理能力中度依赖的患者。

2）护理内容

（1）每2 h巡视患者，观察患者的病情变化。

（2）根据患者病情，测量生命体征。

（3）根据医嘱，正确实施治疗、给药措施。

（4）根据患者病情，正确实施护理措施和安全措施。

（5）提供与护理相关的健康指导。

3）质量要求

（1）保持良好的病房环境，保持床单元清洁。

（2）保持患者的皮肤、口腔清洁。

（3）保证患者正常休息。

（4）无护理并发症。

4. 三级护理

1）指征

病情稳定或处于康复期，且自理能力轻度依赖或无需依赖的患者。

2）护理内容

(1) 每3 h巡视患者，观察患者的病情变化。

(2) 根据患者病情，测量生命体征。

(3) 根据医嘱，正确实施治疗、给药措施。

(4) 提供与护理相关的健康指导。

3）质量要求

(1) 保持床单元清洁。

(2) 保证患者正常休息。

医护人员应当根据患者的病情和（或）自理能力变化来动态调整护理级别并明确标识。护士应遵守临床护理技术规范和疾病护理常规，并根据患者的护理级别和医师制订的诊疗计划，按照护理程序开展护理工作。

护士实施的护理工作包括：

(1) 密切观察患者的生命体征和病情变化。

(2) 正确实施治疗、给药及护理措施，并观察、了解患者的反应。

(3) 根据患者的病情和生活自理能力提供照顾和帮助。

(4) 提供与护理相关的健康指导和心理支持。

三、护理值班、交接班制度

（一）定义

护理值班、交接班制度是指医疗机构及其医务人员通过值班和交接班机制来保障患者诊疗过程连续性的制度。

（二）内容

(1) 当值医务人员中，必须有本机构的执业医务人员，非本机构的执业医务人员不得单独值班。

(2) 病房护理值班人员应严格遵照医嘱和护士长的安排，对患者进行护理工作。

(3) 值班人员必须坚守岗位、履行职责，不得擅自离岗，保证完成各项治疗护理工作，保持环境整洁、规范，休息时应当在指定的地点休息。

(4) 当班护士应为下一班次护士做好物品准备。

(5) 值班者必须在交班前完成本班的各项工作，写好交班报告及各项护理记录，与接班者共同做好交接班工作并共同签字确认。

(6) 按时交接班。接班者须提前30 min到病房，进入工作状态，进行交接，在接班者未到岗或未交接清楚前，交班者不得离开岗位。

(7) 交接班时应交接清楚，交接患者的病情、用药、特殊检查和治疗等，必要时在床头交接；清点毒（麻）药、急救药品和其他医疗器械。若数量不符，应及时与交班者核对。接班时发现的问题，由交班者负责；交班后发现的问题，应由接班者负责。

(8) 交班内容：

① 住院患者总数、出入院、转科（院）、死亡人数、手术（分娩）、危重患者、特殊检

查、病情变化及情绪波动的患者均应详细交班。

②交、接班者共同巡视检查病房是否达到清洁、整齐、安静的要求,以及各项工作的落实情况。

③医嘱的执行情况,护理记录,各种治疗、处置、辅助检查、标本采集的完成情况,以及本班尚未完成的工作,均应向接班者交代清楚。

第二节 患者安全目标

【学习目标】
(1) 熟知中国医院协会患者安全目标(2017 版)内容。
(2) 理解患者安全目标内涵,并能应用于临床工作。

一、患者安全概念

安全是人的基本需要,但不安全事件的发生具有自然性和不确定性。患者安全已经成为严肃的全球性公共卫生问题,世界各国的医疗行业相继制定患者安全目标,以保障患者安全。

患者安全是以患者为中心,从思想认识、管理制度、工作流程、医疗护理行为以及医院环境、设施、医疗仪器设备等方面是否存在安全隐患进行考虑,采取必要措施,防范患者在医疗护理的全过程中发生意外伤害。

二、患者安全目标:中国医院协会患者安全目标(2017 版)

(一) 正确识别患者身份

(1) 严格执行查对制度,确保对正确的患者实施正确的操作和治疗。患者由至少两种标识认定(如姓名、病案号、出生日期等),但不包括患者的床号或房间号。不得采用条码扫描等信息识别技术作为唯一识别方法。

(2) 在输血时,采用双人核对来识别患者的身份。

(3) 对手术、传染病、药物过敏、精神患者、意识障碍、语言障碍等特殊患者,应有身份识别标识(如腕带、床头卡、指纹等)。

【解读】
(1) 可以采用反问式、开放式对话来查对、认定患者。
(2) 输血时严格落实双人核对:
① 交叉配血采血,遵循床旁 2 人核对和单个采血的原则,严禁同时采集两名患者的交叉配血血标本。
② 输血前必须 2 人落实"三查八对"制度。
③ 输血时,必须 2 人床旁查对患者身份。
(3) 特殊患者确认身份时应注意:
① 无回应或意识不清、精神障碍、老年痴呆等患者请家属协助辨认。
② 身份不详患者(无名氏)使用床头卡、腕带、临时性代号。
③ 接受特殊治疗照护而无陪患者(新生儿)使用腕带与特殊标记。

(二) 强化手术安全核查

(1) 择期手术须在完成各项术前检查与评估工作后,方可下达手术医嘱。

(2) 由实施手术的医生标记手术部位，标记时应该在患者清醒和知晓的情况下进行。规范手术部位识别制度与工作流程。

(3) 建立手术安全核查及手术风险评估的制度和流程，切实落实世界卫生组织手术安全核对表，并提供必需的保障与有效的监管措施。

(4) 围手术期预防性抗菌药物选择与使用应符合规范。

【解读】

手术室中落实"三方核查"，三方核查无误后确认签字。

三方：有执业资质的手术医师、麻醉医师、手术室护士。

核查时间：麻醉实施前、手术开始前、离开手术室前。

(三) 确保用药安全

(1) 规范药品管理程序，对高浓度电解质、易混淆（听似、看似）药品有严格的贮存、识别与使用的要求。

(2) 严格执行麻醉药品、精神药品、放射性药品、肿瘤化疗药品、医疗用毒性药品及药品类易制毒化学品等特殊药品的使用与管理规范。

(3) 规范临床用药医嘱的开具、审核、查对、执行制度及流程。

(4) 制定并执行药物重整制度及流程。

【解读】

(1) 护理人员应加强常用药物知识学习（包括药物化学名、商品名、用法、剂量、途径、药理作用、不良反应、配伍禁忌等），在医嘱转抄和执行时严格查对，及时发现错误医嘱。

(2) 特殊情况执行口头医嘱时，必须大声复述，经医生确认无误后方可执行，在执行后及时据实补记并签字。非抢救情况下，禁止执行口头医嘱。

(3) 口服给药，核对口服药单、药品质量、剂量、有效期，看服到口。

(4) 正确实施给药，做到时间、剂量、药物浓度、途径、患者五准确，严密观察药物的作用和副作用，用药后如果有不适或异常，应停药并报告医生。

(5) 特殊用药要严格交接班，并悬挂警示标识。

(四) 减少医院相关性感染

(1) 落实手卫生规范，为执行手卫生提供必需的保障和有效的监管措施。

(2) 医护人员在临床操作过程中应严格遵循无菌操作规范，确保临床操作的安全性。

(3) 有预防多重耐药菌感染的措施和抗菌药物合理应用规范，尽可能降低医院相关感染的风险。

(4) 使用合格的无菌医疗器械。有创操作的环境消毒应遵循医院感染控制的基本要求。

(5) 落实医院感染监测指标体系并持续改进。

(6) 严格执行各种废弃物的处理流程。

【解读】

严格执行手卫生，在操作过程中严格遵循无菌操作规范，遵循安全注射制度，严格执行《消毒技术规范》《隔离技术规范》《医疗废弃物处置规范》（见第五章），以降低医院感染风险。

(五) 落实临床"危急值"管理制度

(1) 明确临床"危急值"报告制度，规范并落实操作流程。

(2) 根据医院实际情况，明确"危急值"报告项目与范围，如临床检验至少应包括有血钙、血钾、血糖、血气、白细胞计数、血小板计数、凝血酶原时间、活化部分凝血活酶时间等及其他涉及患者生命指征变化需要即刻干预的指标。

（3）定期监测评估"危急值"报告执行情况。

【解读】

（1）掌握临床危急值范围。

（2）接获电话通知"危急值"时，准确记录检验结果、报告者姓名、报告时间并进行复述，确认无误后签字；立即报告医生，医生确认后签字；遵医嘱处理并及时追踪，做好记录。

（六）加强医务人员有效沟通

（1）合理配置人力资源，关注医务人员的劳动强度，确保诊疗安全。

（2）建立规范化信息沟通交接程序，并建立相关监管制度，确保交接程序的正确执行。

（3）确保沟通过程中信息的正确、完整与及时性。

（4）规范并严格执行重要检查（验）结果和诊断过程的口头、电话和书面交接流程。

（5）强调跨专业协作，为医务人员提供多种沟通方式和渠道，提升团队合作能力，倡导多学科诊疗模式。

【解读】

正确执行医嘱：除紧急抢救外，不使用口头或电话医嘱，规范沟通交流模式，规范信息沟通交接程序，确保沟通过程中信息的正确、完整与及时性。

（七）防范与减少意外伤害

（1）加强高风险人群管理，制定重大医疗风险应急预案。

（2）评估有跌倒、坠床、压力性损伤（压疮）等风险的高危患者，采取有效措施防止意外伤害的发生。

（3）落实跌倒、坠床、压力性损伤等意外事件报告制度、处理预案与工作流程。

（4）加强对患者及家属关于跌倒、坠床、压力性损伤等的健康教育。

【解读】

做好患者入院评估；加强对患者及家属关于防范意外伤害的的健康教育；加强跌倒、坠床、烫伤、压力性损伤（压疮）等高风险人群管理；采取有效措施防止意外伤害的发生。

（八）鼓励患者参与患者安全

（1）加强医务人员与患者及家属的有效沟通。

（2）为患者提供多种参与医疗照护过程的方式与途径。

（3）为医务人员和患者提供相关培训，鼓励患者参与医疗过程。

（4）注重保护患者隐私。

【解读】

主动邀请患者参与医疗安全管理，在患者接受诊疗护理前，告知其目的和风险。例如，请患者参与手术部位确认。药物治疗时，告知患者用药目的与可能的不良反应，邀请患者参与用药时的查对。宣传并鼓励患者参与医疗安全活动，告知患者提供真实病情和真实信息的重要性。加强健康知识教育，取得患者、家属更好的配合。

（九）主动报告患者安全事件

（1）领导班子重视，定期听取患者安全工作汇报，采取有效措施，着力改善患者安全。

（2）建立医院安全事件报告平台，提供有效、便捷的报告途径，鼓励医务人员全员参与，自愿、主动报告患者安全事件、近似错误和安全隐患，同时医院应制定强制性报告事项。

（3）对报告的安全事件进行收集、归类、分析、反馈。对严重事件有根本原因分析和改进措施，落实并反馈结果。

（4）建立医疗风险评估体系，采用系统脆弱性分析工具，针对医院存在的薄弱环节，主动采取积极的防范措施。

（5）加强患者安全教育与培训，倡导从错误中学习，构建患者安全文化。

（6）加强对医务人员暴力伤害的防范。

【解读】

执行非惩罚性护理（安全）不良事件报告制度，建立以学习为目的的报告系统，从错误中学习，提高对"错误"的识别能力，防范患者安全（不良）事件的发生。

（十）加强医学装备及信息系统安全管理

（1）建立医学装备安全管理与监管制度，遵从安全操作使用流程，加强对装备警报的管理。完善医学装备维护和故障的及时上报、维修流程。

（2）建立医学装备安全使用的培训制度，为医务人员提供相关培训，确保设备仪器操作的正确性和安全性。

（3）规范临床实验室的安全管理制度，完善标本采集、检测、报告的安全操作流程，建立相关监管制度，确保临床实验室及标本的安全。

（4）落实医院信息系统安全管理与监管制度。

【解读】

操作者必须参加培训，按照安全使用手册使用、维护、保养仪器设备，确保仪器设备操作的正确性和安全性。

第三节 临床常见的护理安全（不良）事件与风险识别

【学习目标】

（1）掌握护理安全（不良）事件的定义。

（2）熟悉护理不良事件分级。

（3）通过典型的护理安全（不良）事件案例来分析了解法律法规、规章制度、护理常规、规程等在临床工作中落实时的重要性。

一、护理安全（不良）事件

（一）定义

护理安全（不良）事件：与护理相关的损伤在诊疗护理过程中，任何可能影响患者诊疗结果、增加患者痛苦和负担并可能引发护理纠纷或事故的事件。

（二）护理安全（不良）事件分级

根据医疗安全（不良）事件对患者造成影响的严重程度将护理安全（不良）事件分为四级。

Ⅰ级（警告事件）：危及生命，导致非预期的死亡，非疾病自然进展过程中造成永久性功能丧失和器官功能的损伤。导致其他重要安全事件，如果不采取措施可能出现上述所列情况的。

Ⅱ级（不良后果事件）：在疾病医疗过程中，因诊疗活动而非疾病本身造成患者机体与功能损害。

Ⅲ级（未造成后果事件）：虽然发生了错误事实，但未给患者机体与功能造成任何损害，或有轻微后果而不需任何处理可完全康复。

Ⅳ级（隐患事件）：由于及时发现错误，尚未形成事实。

二、临床常见的护理安全（不良）事件与解析

【案例1】

患者，男，60岁，7月8日因"车祸外伤3小时"急诊入院。X线显示：左胫骨平台骨折。急诊行手术治疗，手术医生在进行术区皮肤消毒时，错将右腿消毒铺台，巡回护士表示疑议，叫停手术后，立即查阅病历核实。

【启示】

该案例为手术部位错误。违反了手术安全核查制度。医生过于自信，术前未对手术部位进行标识、未落实"三方核查"；巡回护士认真落实手术安全核查制度，有疑议时立即叫停手术，及时纠正错误，避免了医疗事故的发生及给患者带来的伤害。

【案例2】

患者，女，35岁，主因"全麻下行颅骨整复、碎骨片清除、硬膜修补、皮肤裂伤清创缝合术后"，于2：42转入ICU，患者呈麻醉未清醒状态。患者3时出现躁动症状，与其沟通不能够配合，遵医嘱给予丙泊酚3 mL静脉推注。镇静药物起效后，责任护士离开病床去查看其他患者，此时患者自行松动手部约束带，瞬间将气管插管拔除。护士立即给予吸氧，通知医生。经医生查体：患者自主呼吸平稳，咳嗽有力，双肺呼吸音对称。遵医嘱：停止气管插管及机械通气。

【启示】

该案例为意外脱管。违反了非计划拔管预防与管理规范。护士未能准确对患者进行评估，采取的防范措施未达到效果。

【案例3】

患者，男，30岁，直肠息肉进行息肉结扎切除术。术后给予一级护理，因息肉基底部较宽，故特别交代"注意观察有无术后出血"。中午12时返回病房，晚6时患者进少量流质饮食，晚8时护士查房，患者未诉不适，晚9时，患者自感左下腹不适，便中带少量鲜血，此时见护士在接收新患者，便未告知。直至晚10：50，患者连去三次厕所，排出大量鲜红色血样便，患者自觉心慌、乏力，立即呼叫医护人员，医护赶到时，患者面色苍白、四肢湿冷、血压70/50 mmHg、心率120次/min，立即吸氧、输血、补液后，血压升至110/70 mmHg。给予二次手术探查，发现息肉结扎线脱落。经再次结扎止血，术后恢复良好。

【启示】

该案例为巡视不及时。违反了分级护理制度。术后一级护理的患者，根据分级护理制度要求，至少每小时巡视病房。该护士在值班期间因忙于其他工作，未严格执行分级护理制度，晚9时、10时均未巡视病房，以致未能及时发现患者的病情变化，造成患者失血过多，

危及生命。

【案例 4】

患者，女，35 岁，因"右下腹疼痛伴呕吐"至某医院外科就诊，经医生询问病史，查体后疑为急性阑尾炎；遵医嘱立即采集血、尿标本送检。当班护士采集血、尿标本后置于护士站标本架上，因急于下班，忘记向下一班护士交代标本送检事宜，直至医生询问化验结果，才发现血、尿标本仍留存在科室，迅速给予送检。

【启示】

该案例为未完成的护理工作漏交接。违反了值班、交接班制度。交班内容中，标本的采集检查情况未向下一班次交接清楚，接班者也未询问是否有特殊检查项目等内容。

【案例 5】

护士 A 为危重患者张某输液，输注一半时发现液体中有一絮状物。后因张某病情逐渐加重，家属认定患者出现病情加重是由于护士给张某输了含有絮状物的液体造成的，护士存在过错，院方应负主要赔偿责任。

【启示】

该案例为误给患者输入带有絮状物的药液。违反了查对制度。护士在配制药液时，以及静脉穿刺前、中、后，均未及时检查溶媒、药液的性状和质量。

【案例 6】

患者，男，33 岁，左足第五趾骨骨折，收入院后拟定于 4 月 3 日手术。4 月 2 日下午戴腕带时，患者家属发现患者血型不对，责任护士立即告知医生，医生指示复查血型。复查血型结果确实与上次检查的血型结果不符。经过调查发现，护士把该患者的条码贴到了另一患者的血标本上，导致检验结果错误。

【启示】

该案例为标本采集错误。违反了检验标本采集流程和身份查对制度。采血前，未按标本采集流程粘贴条码，将条码于采血后进行粘贴，且在粘贴过程中未进行身份核对，错将两个患者的检验条码混淆。

【案例 7】

患者，男，70 岁，因脑梗塞入院，评估该患者为跌倒/坠床高危人群。经治疗后病情好转，某日，患者穿拖鞋在病区走廊行走时不慎跌倒，急查 CT 显示：颅底少量出血。患方要求赔偿。

【启示】

该案例为意外跌倒。违反了跌倒防范措施落实要求。该患者在无陪护的情况下，自行下床活动且未穿防滑鞋。对有跌倒、坠床等风险的高危患者，须采取有效措施防止意外伤害的发生，加强对患者及家属关于跌倒、坠床等风险的健康教育。

【案例 8】

患者，男，30 岁，因酒后上消化道出血，腹痛难忍，于 2 月 12 日早 8:00 入院，诊断为"肝硬化，上消化道出血"。2 月 13 日，遵医嘱于 12:00 予以输入"O"型悬浮红细胞 400 mL。血液取回后，由两名护士核对后输入，约 30 min 后，患者出现寒战、烦躁，患者家属怀疑血液质量问题，随即发现血袋标签右上角字迹模糊，护士赶到立即停止输血，家属质疑，欲将血袋保管起来，自行寻找鉴定机构，与护士发生争执，其他医护人员闻声赶到，立即报告护士长。护士长给予解释并联系医患协调办公室。在患者家属、医务人员及医患协调办公室人员共同在场的情况下，对病历、剩余血制品及输血器具进行紧急封存，并三方签字后由医患协调办公室保管。

【启示】

该案例为输血查对不到位。违反了《临床输血技术规范》第二十九条及输血查对制度。取血时、输血前，两名医护人员核对交叉配血报告单及血袋标签各项内容、检查血袋有无破损渗漏、血液颜色是否正常时，均没有及时发现血袋标签字迹模糊，引起家属质疑。

该案例中，护士在发生不良事件后能够及时上报，对实物进行封存，符合《医疗事故处理条例》第二章第十六、十七条，《医疗机构病历管理规定》第五章第二十四条，《医疗纠纷预防和处理条例》第三章第二十四条要求：发生医疗纠纷需要封存、启封病历资料的，应当在医患双方在场的情况下进行。封存的病历资料可以是原件，也可以是复制件，由医疗机构保管。病历尚未完成需要封存的，对已完成病历先行封存；病历按照规定完成后，再对后续完成部分进行封存。医疗机构应当对封存的病历开列封存清单，由医患双方签字或者盖章，各执一份。病历资料封存后，如果医疗纠纷已经解决，或者患者在病历资料封存满3年未再提出解决医疗纠纷要求，则医疗机构可以自行启封。

【案例9】

3月31日，某医院某科室两名医务人员在护士站大声谈论患者李某患有梅毒，提醒另一名医务人员注意保护自己时，被恰巧路过的患者李某听到。李某当即向科室主任投诉，认为其侵犯了自己的隐私，没有职业道德。

【启示】

该案例为侵犯患者隐私。违反了《医务人员医德规范及实施办法》第三条，为患者保守医密，实行保护性医疗，不泄露患者隐私与秘密。该案例未做到《患者安全目标》中的保护患者隐私。

【案例10】

患者，男，70岁，上腹部手术术后第二天，出现"咳嗽不能、咳痰困难、呼吸窘迫"，值班护士未及时向医师报告病情，自行予以叩背、排痰，效果不明显，患者出现面色青紫、大汗淋漓，随即给予吸氧，通知值班医生，配合医生抢救。家属不满。

【启示】

该案例为未及时向医生报告病情。违反了《护士条例》第十七条，护士在执业活动中，发现患者病情危急，应当立即通知医师；在紧急情况下为抢救垂危患者生命，应当先行实施必要的紧急救护。该案例医护之间缺乏有效沟通，当患者病情出现变化时，护士未立即报告医生。

【案例11】

患者丁某在某医院就医时死亡。事后，丁某家属查阅了原始病历并对其进行了复印。但当家属再次查阅病历时，发现与第一次复印的病历内容有出入，感觉院方有关人员对病历内容进行了改动，丁某家属上诉至法院给予裁定。法院认为：医院在对丁某进行治疗过程中以及治疗结束后，医嘱内容、执行时间有变动，死亡记录与原告所提交的复印件不一致，存在擅自涂改、修改病历情况。依据有关法律规定，由于医院所提交的病历存在涂改、篡改等现象，故医院所提供的病历不具备证据的客观性与真实性。

【启示】

该案例为篡改病历。违反了《医疗事故处理条例》第二章第九条，严禁涂改、伪造、隐匿、销毁或者抢夺病历资料。同时违反了《病历书写规范》第三条，病历书写应当客观、真实、准确、及时、完整、规范；第七条，病历书写过程中出现错字时，应当用双线划在错字上，保留原记录清楚、可辨，并注明修改时间，修改人签名。不得采用刮、粘、涂等方法掩盖或去除原来的字迹。

【案例12】

患者，男，66岁，因"脑梗死"入院治疗，入院后第三天凌晨3:12，患者自诉不适无法入睡，护士通知医生给予对症处置，30 min后患者突然意识不清，开始抢救。家属对医生的病情交待表示质疑，医务人员抢救结束后发现护士站内病历车中该患者的纸质病历丢失。

【启示】

该案例为病历丢失。违反了《医疗机构病历管理规定》第十四条，医疗机构应当严格病历管理，任何人不得随意涂改病历，严禁伪造、隐匿、销毁、抢夺、窃取病历。该案例中，医护人员抢救患者时将病历车置于护士站且未上锁，导致病历丢失。

思 考 题

1. 一级护理的内容是什么？
2. 需要对哪些患者给予一级护理？
3. 对疑似输液、输血、注射、药物等引起不良后果的患者，应当怎样做？
4. 患者，女，52岁，右侧肋骨骨折，收入院后拟定于8月2日手术，术中输血前，护士核对腕带时发现患者血型与腕带上血型不符，立即进行核查并告知医生。经过调查发现，病房护士把该患者的腕带信息填写错误。

（1）该案例在哪些环节出现了问题？

（2）该案例主要有哪些制度、流程落实不到位？

5. 患者吴某，阑尾炎术后第四天，出现咳嗽、咳痰，体温38.8 ℃。遵医嘱给予青霉素注射液静点（青霉素皮试为阴性）。

（1）护士在患者用药过程中应注意观察什么？

（2）请描述用药观察流程。

第四章

常用临床护理工作流程

护理工作流程包括护理人员在实际工作过程中的护理工作环节、步骤和程序。常用临床护理工作流程可以使护理实习生能够清晰地了解在各项主要护理工作中应该先做什么、再做什么、如何做、做到什么程度，为护理实习生在临床生产实习过程中提供工作依据。

第一节 患者入、出院护理工作流程

【学习目标】
(1) 了解患者入、出院护理工作流程。
(2) 能够按照患者入、出院流程进行患者入、出院护理工作。

一、患者入院护理工作流程

(一) 患者入院护理程序

(1) 准备床单元，迎接患者。
(2) 护士热情接待患者，安排病室。
(3) 测量患者的身高、体重、生命体征。
(4) 做好入院告知，介绍病区环境、科主任、主管医生、护士长等。
(5) 通知医生。
(6) 医生询问病史，查体，开具医嘱。
(7) 护士执行医嘱。
(8) 入院评估、宣教。
(9) 根据情况为患者实施相应护理措施。
(10) 对患者实施心理指导。

(二) 患者入院护理流程

患者入院护理流程示意如图 4-1 所示。

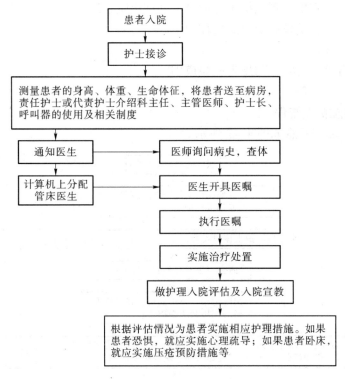

图 4-1 患者入院护理流程示意

(三) 患者入院护理质量评价标准

患者入院护理质量评价标准如表 4-1 所示。

表 4-1 患者入院护理质量评价标准

质量标准评价要点	落实情况			备注
	优	良	差	
护士着装符合规范，仪表得体，整洁端庄				
热情接待患者，入院护理到位				
护理评估方法正确，采用观察、询问、交谈、查体等方法进行护理评估				
主、客观资料收集全面、正确				
危重患者先抢救、诊治，待病情稳定后，再进行病房环境、健康宣教及护理评估等				
患者及家属知晓入院相关事项，对护士服务满意				

二、患者出院护理工作流程

(一) 患者出院当日护理程序

(1) 医生开具出院医嘱。

(2) 护士执行医嘱,核对收费,通知责任护士。
(3) 撤去与患者有关的各种卡片。
(4) 开具出院通知单,责任护士协助患者办理出院手续。
(5) 写出院记录,整理病历交给质控护士。
(6) 做出院指导。
(7) 协助患者整理用物,与患者礼貌道别。
(8) 床单元终末处理。

(二) 患者出院护理流程

患者出院护理流程示意如图 4-2 所示。

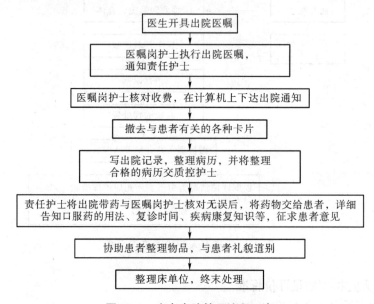

图 4-2 患者出院护理流程示意

(三) 患者出院护理质量评价标准

患者出院护理质量评价标准如表 4-2 所示。

表 4-2 患者出院护理质量评价标准

质量标准评价要点	落实情况			备注
	优	良	差	
准确执行出院医嘱,核对收费无误				
协助患者办理出院手续				
做好出院指导				
终末病例书写合格				
按要求进行床单元终末消毒处理				
患者及家属知晓出院后的相关注意事项,对护士服务满意				

第二节 医嘱转抄执行、用药观察护理工作流程

【学习目标】
(1) 了解医嘱转抄执行审核流程及用药观察流程。
(2) 能正确按照医嘱转抄执行审核流程执行、转抄、审核医嘱。
(3) 按照用药观察流程对用药患者进行观察。

一、医嘱转抄执行审核流程

(一) 医嘱转抄执行审核程序
(1) 医生开具医嘱,发送至护士工作站。
(2) 双人核对医嘱,在"医嘱执行与审核"栏内分别签署姓名,无误后打印各类单据及条码并交给药疗岗。
(3) 药疗岗摆药后经双人核对无误后配置药液。
(4) 将药物及巡视单交给责任护士进行治疗。
(5) 夜班护士查对当日全部医嘱,对漏查的医嘱应在次日晨补查。
(6) 次日白班查对夜间处理的医嘱。
(7) 护士长每周组织两次大查对。

(二) 医嘱转抄执行审核流程
医嘱转抄执行审核流程示意如图 4-3 所示。

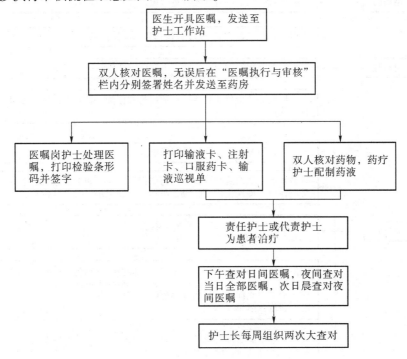

图 4-3 医嘱转抄执行审核流程示意

(三) 医嘱转抄执行审核质量评价标准

医嘱转抄执行审核质量评价标准如表 4-3 所示。

表 4-3 医嘱转抄执行审核质量评价标准

质量标准评价要点	落实情况			备注
	优	良	差	
执行医嘱，摆药后、加药前应双人核对				
医嘱址址核对，无遗漏				
护士长每周组织两次大查对				
能正确按照医嘱转抄执行审核流程执行、转抄、审核医嘱				

二、用药观察流程

(一) 用药观察程序

（1）给药前评估：明确用药目的，评估患者的身体状况及患者和家属对药物治疗的认知情况，确定有无用药禁忌症存在，并收集用药前的各项检查资料。

（2）严格查对患者与用药的相符情况，并查对药物的名称、剂型、剂量、用法及注意事项。

（3）告知患者和家属将要使用药品的名称、用法、用量、可能存在的不良反应，注意事项。

（4）若患者存在疑问，应停止使用，必要时告知医生，核对无误后方可继续使用。

（5）用药后及时巡视，观察并询问患者用药后的情况。若出现药物不良反应，应立即给予处置并及时上报。

(二) 用药观察流程

用药观察流程示意如图 4-4 所示。

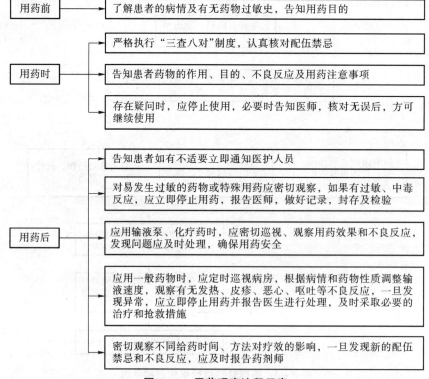

图 4-4 用药观察流程示意

(三) 用药观察质量评价标准

用药观察质量评价标准如表4-4所示。

表4-4 用药观察质量评价标准

质量标准评价要点	落实情况			备注
	优	良	差	
用药前评估全面				
严格执行"三查八对"制度				
熟悉药物的作用、目的、不良反应及用药注意事项,并能进行正确的用药指导				
及时观察用药情况,定时巡视				

第三节 患者转运、交接护理工作流程

【学习目标】
(1) 了解患者转科护理工作流程、手术患者交接流程、患者外出检查流程。
(2) 能按照患者转科护理工作流程对患者进行转科交接。
(3) 能按照手术患者交接流程对患者进行术前、术后的交接。
(4) 能配合带教老师进行患者的陪检工作。

一、患者转科护理工作流程

(一) 患者转科护理工作程序

1. 患者转入程序

(1) 转入病房的护士接到通知后,通知主管医生,责任护士根据患者情况准备床单位及仪器设备。
(2) 责任护士接患者到床旁,并协助患者取舒适体位。
(3) 患者转入及转出时,护士认真查看腕带、核对患者相关信息。
(4) 护士交接病历资料,检查病历是否完整。
(5) 责任护士了解患者当日治疗及用药情况。
(6) 观察患者的病情、生命体征、输液、引流等情况,检查患者的皮肤情况并详细记录。特殊问题做好交接,认真填写"患者转科交接记录单"。

2. 患者转出程序

(1) 医嘱岗护士遵医嘱确认转科患者,联系转往科室事宜。
(2) 按要求整理患者病历资料。
(3) 转出前,责任护士评估患者的一般情况、生命体征。转运危重患者时,应根据病情,备好氧气、简易呼吸器、心电监护仪及抢救用药,由医生、护士共同护送患者转出。
(4) 患者在转运途中如果突然发生意外,应以就地抢救为原则。
(5) 护士应认真查看腕带,核对患者的姓名、住院号、交接患者液体、引流、皮肤、用药等情况,并将病历及用药、CT 片等影像资料与转入病房护士交接无误后,认真填写"患者转科交接记录单"。

(二) 患者转科护理工作流程

患者转科护理工作流程示意如图 4-5 所示。

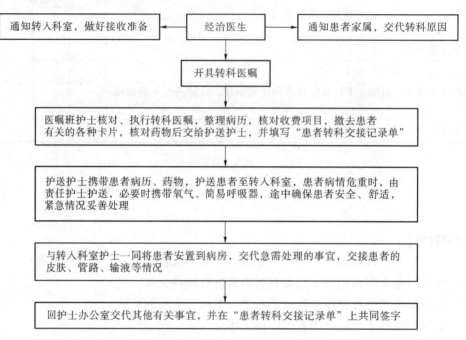

图 4-5 患者转科护理工作流程示意

(三) 患者转科护理工作质量评价标准

患者转科护理工作质量评价标准如表 4-5 所示。

表 4-5 患者转科护理工作质量评价标准

质量标准评价要点	落实情况			备注
	优	良	差	
患者转科相关资料、物品准备齐全				
转入前、转出后床单位准备、处理符合要求				
能够正确处理患者转运途中的常见问题				
交接仔细认真,内容全面,签字及时,无遗漏				

二、手术患者交接流程

(一) 手术患者术前术后交接程序

1. 术前交接患者

(1) 病房护士完成术前准备。

(2) 病房护士准备好病历、术中带药、CT 片等影像资料。

(3) 手术室工作人员检查带入手术室的物品。

(4) 手术室工作人员与病房护士在患者床旁核对交接患者,核对交接清楚无误,双方签字。

2. 术后交接患者

(1) 手术室通知病区/ICU/麻醉复苏室。

(2) 接到通知的部门准备床单元及相关用物。

(3) 根据患者情况,手术医生、麻醉师和手术室或麻醉恢复室护士将患者护送回病房,与责任护士将患者安全转移至病床上,交代术中特殊情况及术后注意事项。

(4) 与责任护士核对交接患者,核对交接清楚无误,双方签字。

(二) 手术患者交接流程

手术患者交接流程示意如图4-6所示。

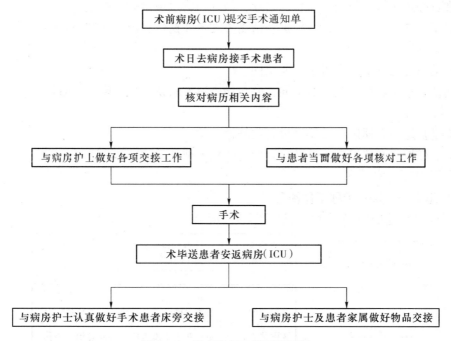

图4-6 手术患者交接流程示意

(三) 手术患者交接质量评价标准

手术患者交接质量评价标准如表4-6所示。

表4-6 手术患者交接质量评价标准

质量标准评价要点	落实情况			备注
	优	良	差	
准确核查患者				
术日,交接患者仔细,无遗漏,签字及时				
与病房护士进行患者、物品交接签字				
患者术后床单元准备完整,物品齐全				
能按照手术患者交接流程对患者进行术前、术后的交接				

三、患者外出检查护理工作流程

(一) 患者外出检查护理工作程序

(1) 病房护士执行医嘱和核对检查单后，告知责任护士。

(2) 责任护士与患者/家属沟通，告知检查的名称、目的、部位。

(3) 检查前的准备：

① 发放检查单或预约单。

② 检查前指导：检查目的、简要程序、注意事项、自身准备及心理状态等。

③ 评估患者的病情，对危重患者应观察其意识、瞳孔变化等，测量生命体征，并记录。

④ 准备并核对检查前用药、特殊治疗，做好药物过敏试验，并记录。

⑤ 对于特殊及危重患者，应根据病情需要准备并携带急救药物和急救物品。

(4) 检查中：

① 行动不便的一般患者可由家属陪同。

② 病情危重患者由医务人员陪同，并与检查科室联系，途中密切观察病情。

(5) 检查后：

① 安全护送患者回病房，协助患者取舒适卧位。

② 与责任护士交接患者病情及检查后的注意事项。

③ 书写相关记录。

(二) 患者外出检查护理工作流程

患者外出检查护理工作流程示意如图4-7所示。

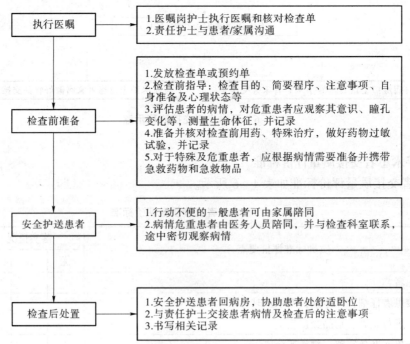

图4-7 患者外出检查护理工作流程示意

(三) 患者外出检查护理工作质量评价标准

患者外出检查护理工作质量评价标准如表4-7所示。

表4-7 患者外出检查护理工作质量评价标准

质量标准评价要点	落实情况			备注
	优	良	差	
正确执行医嘱				
检查前的指导准确、详细				
转运过程中，患者安全、平稳，用物准备齐全				
交接详细，记录及时				
能够配合带教老师进行患者的陪检工作				

第五章

医院感染的预防与控制

随着医院的发展，人们对医院感染的认知也越来越清晰。现在，正视与重视医院感染的理念已逐渐根植于医务人员心中。医院感染的预防与控制从感染的源头、传播的途径、易感人群等方面，采取了一系列举措，如手卫生、标准预防、环境物表消毒、隔离种类、医疗废物处理、分级防护、抗菌药物合理使用……这都是医务工作者在实践中积累、整理出来的对控制医院感染行之有效的办法。医院感染不但对患者造成伤害，而且对广大医务人员的健康也存在着极大威胁。所以，预防与控制医院感染是医院所有工作人员的共同责任，也是护理实习生的责任。

第一节 医院感染的预防与控制概述

【学习目标】
(1) 熟练掌握医院感染的概念和分类。
(2) 掌握多重耐药菌感染的概念和预防控制措施。
(3) 掌握手术部位感染和导尿管相关尿路感染的预防与控制措施。
(4) 了解血管导管相关血流感染和呼吸机相关性肺炎感染的预防与控制措施。

一、医院感染的概念与分类

(一) 医院感染的概念

医院感染是指住院患者在医院内获得的感染，包括住院期间发生的感染和在医院内获得、在出院后发生的感染，但不包括入院前已开始或者入院时已处于潜伏期的感染。医院工作人员在医院内获得的感染也属于医院感染。

(二) 医院感染的分类

医院感染可以按病原体的来源、感染病原体的种类、感染发生的部位等方法分类。

1. 按病原体的来源分类

(1) 内源性医院感染：又称自身医院感染，指各种原因引起的患者在医院内遭受自身固有病原体侵袭而发生的医院感染。病原体来自患者自身，为患者体内或体表的常居菌或暂居菌，正常情况下不致病，只有当它们与人体之间的平衡在一定条件下被打破时，才成为条件致病菌而造成各种内源性感染。

(2) 外源性医院感染：又称交叉感染，指各种原因引起的患者在医院内遭受非自身固有病原体侵袭而发生的医院感染。病原体来自患者身体以外的个体或环境，通过直接或间接的途径，导致患者发生感染。

2. 按感染病原体的种类分类

按感染病原体的种类不同，可以将医院感染分为细菌感染、真菌感染、病毒感染、支原体感染、衣原体感染、立克次体感染、放线菌感染、螺旋体感染及寄生虫感染等。目前引起医院感染的病原体以细菌和真菌为主。每一类感染可以根据病原体的具体名称分类，如铜绿假单胞菌感染、白假丝酵母菌感染、柯萨奇病毒感染、肺炎支原体感染、沙眼衣原体感染、恙虫病立克次体感染、阿米巴原虫感染等。

3. 按感染发生的部位分类

全身各系统、各器官、各组织都可能发生医院感染，如泌尿系统感染、呼吸系统感染、神经系统感染等。

二、多重耐药菌感染的预防和控制措施

（一）多重耐药菌（MDRO）

多重耐药菌是指具有多重耐药性（≥3 种）的病原菌。多重耐药菌已经逐渐成为医院感染的重要病原菌，主要包括耐甲氧西林金黄色葡萄球菌（MRSA）、耐万古霉素金黄色葡萄球菌（VRSA）、耐万古霉素肠球菌（VRE）、泛耐药的鲍氏不动杆菌〔MDR（PDR）-AB〕、铜绿假单胞菌〔MDR（PDR）-PA〕和其他肠杆菌科细菌等。

（二）多重耐药菌感染的预防和控制措施

1. 严格执行标准预防

（1）严格遵循手卫生规范。

（2）诊疗护理患者时，除了戴帽子、口罩外，在可能接触患者黏膜、血液、体液、粪便时，应戴手套。

（3）进行可能污染工作服的操作时，应穿隔离衣；进行可能产生气溶胶的操作（如吸痰或雾化治疗等）时，应戴标准外科口罩和防护镜或防护面罩。

2. 实施隔离措施

（1）首选单间隔离（如 VRSA），也可以同种病原同室隔离。隔离病房确实不足时，考虑床边隔离。

（2）床边隔离时，应在床栏上挂接触隔离标识，并注意保护易感人群，如气管插管患者、深静脉置管等患者。

（3）设置隔离病房时，应在门上挂接触隔离标识。

（4）减少人员出入（如果感染 VRSA，则应严格限制），医护人员相对固定，专人诊疗护理（包括护工和保洁工）。

（5）临床症状好转或治愈，连续两次培养结果为阴性（每次间隔＞24 h）方可解除隔离；患者出院后，应做好终末消毒。

3. 加强诊疗环境的卫生管理

诊疗环境的卫生管理应按照先清洁、后消毒的原则。

（1）使用专用物品进行清洁和消毒，患者接触的物体表面、医疗设备设施表面，使用 1 000 mg/L 含氯消毒剂进行清洁和擦拭消毒。抹布、拖布应专用，并在使用后进行消毒处理。

(2) 出现或者疑似有多重耐药菌医院感染暴发时,应增加清洁和消毒的频次。
(3) 被患者血液、体液污染之处应在清洁后立即消毒。
(4) 不能专用的物品(如轮椅、担架等)在每次使用后,必须进行清洗及消毒处理。

4. 其他措施

(1) 应先诊疗护理其他患者,将多重耐药菌感染患者安排在最后诊疗。
(2) 加强医疗废物管理:锐器置入锐器盒,其余医疗废物均放置在双层黄色垃圾袋中,置入转运箱,规范运送至医院医疗废物暂存地。
(3) 在转诊多重耐药菌感染患者之前,应通知接诊科室,以便采取相应的接触隔离预防措施。
(4) 凡有多重耐药菌感染的患者进行手术时,应在手术通知单上标注,在手术结束后,应按规定进行严格的终末处理。

5. 加强抗菌药物合理使用管理

(1) 认真落实《抗菌药物临床应用指导原则》,根据细菌培养和药敏试验结果正确、合理地使用抗感染药物。
(2) 严格按照权限开处方,联合用药以及使用万古霉素、广谱头孢菌素、碳青霉烯类等药物时,必须严格掌握用药指征,避免由于抗菌药物的滥用而导致耐药菌产生。

三、重点部位医院感染的预防及控制措施

(一) 手术部位感染的预防与控制措施

1. 手术前

(1) 尽量缩短患者的术前住院时间。
(2) 有效控制糖尿病患者的血糖水平,并且纠正患者水电解质紊乱、贫血、低蛋白血症等。
(3) 术前备皮应当在手术当日进行,如需备皮,应尽量使用不损伤皮肤的方法(如剪毛或脱毛)。
(4) 皮肤消毒范围应当符合手术要求。若无禁忌证,术前应使用抗菌皂或皂液洗澡。
(5) 预防用抗菌药物时,于切皮前 0.5~2 h 给予合理的抗菌药物。
(6) 有皮肤感染或者感冒、流感等呼吸道疾病等的医务人员,不应当参加手术。
(7) 手术人员要严格按照《医务人员手卫生规范》进行外科手消毒。
(8) 需要做肠道准备的患者,在术前一天分次口服非吸收性抗菌药物即可。
(9) 择期手术的患者,应尽可能待手术部位以外感染治愈后再行手术。

2. 手术中

(1) 保证手术室门关闭,减少人员数量和流动。
(2) 手术器械、器具及物品等达到灭菌水平。
(3) 术中严格遵循无菌技术原则和手卫生规范。如果进行手套穿孔率较高的手术(如部分骨科手术),应戴双层手套。
(4) 若手术时间超过 3 h,或者患者在手术中的失血量大于 1 500 mL,则在手术中应当对患者追加合理剂量的抗菌药物。
(5) 手术人员尽量轻柔地接触组织,最大限度地减少组织损伤。
(6) 术中保持患者体温正常,防止低体温。

（7）冲洗手术部位时，应当使用温度为37 ℃的无菌生理盐水等液体。

（8）需引流的切口，首选闭式引流，应远离切口部位戳孔引流，位置适当确保充分引流。

3. 手术后

（1）医务人员在术后换药前、后，均应当进行手卫生。

（2）为患者更换切口敷料时，要严格遵守无菌技术操作原则及换药流程。

（3）术后要保持引流通畅，根据病情尽早为患者拔除引流管。

（4）外科医师、护士要定时观察患者手术部位的切口情况，结合微生物报告对外手术部位感染及时诊断、治疗和监测。

（二）导尿管相关尿路感染的预防与控制措施

1. 置管前

（1）掌握留置导尿管的适应征，避免不必要的留置导尿。

（2）仔细检查无菌导尿包，如果导尿包过期、外包装破损，则不应使用。

（3）根据患者的年龄、性别、尿道情况选择合适的导尿管口径、类型，降低尿道损伤和尿路感染。

（4）采用密闭式引流装置。

（5）告知患者留置导尿管后的注意事项。

2. 置管时

（1）按照《医务人员手卫生规范》，七步洗手后，戴无菌手套实施导尿术。

（2）充分消毒尿道口及其周围皮肤黏膜，每一个棉球都不能重复使用，程序如下：

① 女性：先清洗外阴，其原则为由上至下、由内向外；再清洗尿道口、前庭、两侧大小阴唇；最后清洗肛门。

② 男性：自尿道口、龟头向外旋转擦拭消毒，注意擦净包皮及冠状沟。

（3）留置导尿管，动作要轻柔，避免损伤尿道黏膜。

（4）正确铺无菌巾，保持最大的无菌屏障。

（5）正确消毒尿道口，防止污染。

（6）导尿管插入的深度应适宜，插入后，向水囊注入10~15 mL无菌水，轻拉尿管以确认尿管固定稳妥，不会脱出。

（7）置管过程中，指导患者放松，协调配合，避免污染。

3. 置管后

（1）妥善固定尿管，避免打折、弯曲，保证集尿袋的高度低于膀胱水平，避免接触地面，防止逆行感染。

（2）保持尿液引流装置密闭、通畅和完整，活动或搬运时，夹闭引流管，防止尿液逆流。

（3）应当使用个人专用的收集容器及时清空集尿袋中的尿液。清空集尿袋中的尿液时，要遵循无菌操作原则，避免集尿袋的出口触碰到收集容器。

（4）留取少量尿标本进行微生物病原学检测时，应当在消毒导尿管后，使用无菌注射器抽取标本送检。留取大量尿标本时，可以从集尿袋中采集，避免打开导尿管和集尿袋的接口。

（5）不应当常规使用含消毒剂或抗菌药物的溶液进行膀胱冲洗或灌注，以防尿路感染。

（6）应当保持尿道口清洁，大便失禁的患者在清洁后还应当进行消毒。留置导尿管期间，应当每日清洁或冲洗尿道口。

（7）患者沐浴或擦身时，应当注意对导管的保护，不应当把导管浸入水中。

（8）长期留置导尿管的患者，不宜频繁更换导尿管。

（9）患者出现尿路感染时，应当及时更换导尿管，并留取尿液进行微生物病原学检测。

（10）每天评估留置导尿管的必要性，尽可能缩短留置导尿管的时间。

（11）对长期留置导尿管（≥1个月）的患者，拔除导尿管时，应当训练患者的膀胱功能。

（12）医护人员在维护导尿管时，要严格执行手卫生。

（三）血管导管相关血流感染的预防与控制措施

1. 置管时

（1）操作：严格执行无菌技术操作规程，置管部位应铺大无菌巾，保障最大限度的无菌屏障。

（2）物品：置管使用的一切医疗物品必须达到灭菌水平，宜选用内层含有抗菌成分的导管。

（3）部位选择：应当首选锁骨下静脉，防止滑脱和污染，尽量避免使用颈静脉和股静脉。

（4）消毒：消毒范围应当符合置管要求，宜采用2%氯己定乙醇制剂消毒穿刺点或0.5%碘伏皮肤消毒。

（5）限制：患疖肿、湿疹等皮肤病或患感冒、流感等呼吸道疾病，以及携带或感染多重耐药菌的医务人员，在未治愈前不应当进行置管操作。

2. 置管后

（1）覆盖敷料及更换时间：应当尽量使用无菌透明、透气性好的敷料覆盖穿刺点，但多汗、渗血明显的患者宜选无菌纱布。无菌纱布为1次/2天，无菌透明敷料为1~2次/周。如果纱布或敷料出现潮湿、松动、可见污染时，应立即更换。

（2）手卫生：医务人员接触置管穿刺点或更换敷料时，应当严格执行手卫生规范，并戴检查手套，但不能以手套代替手卫生。

（3）置管后消毒：保持导管连接端口清洁，在注射药物前，应当用75%酒精或含碘消毒剂进行消毒，待干后方可注射药物。当有血迹等污染时，应当立即更换。

（4）干燥：告知置管患者在沐浴或擦身时，应当注意保护导管，不要把导管淋湿或浸入水中。

（5）在输血、输入血制品、脂肪乳剂后的24h内或者停止输液后，应当及时更换输液管路。外周及中心静脉置管后，应当用生理盐水或肝素盐水进行常规冲管，预防导管内血栓形成。

（6）严格保证输注液体无菌。

（7）对无菌操作不严的紧急置管，应在48h内更换导管，选择另一穿刺点。

（8）当怀疑患者发生导管相关感染，或者患者出现静脉炎、导管故障时，应当及时拔除导管。必要时应当进行导管尖端的微生物培养。

（9）医务人员应当每天对保留导管的必要性进行评估，不需要时应当尽早拔除导管。

（10）导管不宜常规更换。

(四) 呼吸机相关性肺炎感染的预防与控制措施

(1) 若无禁忌证,则患者床头应抬高 30°~45°。

(2) 对插管并接受机械通气的患者,应常规进行口腔卫生,用洗必泰漱口或口腔冲洗,每 2~6 h 一次。

(3) 鼓励手术(尤其是胸部和上腹部手术)后患者早期下床活动。

(4) 指导患者正确咳嗽,必要时予以翻身、拍背,以利于痰液引流。

(5) 严格掌握气管插管或切开指征,对于需要辅助通气的患者,应尽量采用无创正压机械通气。如果需要插管,应尽量使用经口气管插管。

(6) 对气管插管或切开的患者,吸痰时应严格执行无菌操作。在吸痰前、后,医务人员必须遵循手卫生规范。

(7) 呼吸机螺纹管每周更换 1 次,有明显分泌物污染时,应及时更换;湿化器添加水时,应使用无菌水,每天更换;螺纹管冷凝水应及时清除,不可直接倾倒在室内地面,不可使冷凝水流向患者气道。

(8) 对于人工气道机械通气的患者,应每天评估是否可以撤机和拔管。

(9) 正确进行呼吸机及相关配件的消毒。消毒呼吸机的外壳、按钮、面板时,使用 75% 酒精擦拭,每天 1 次,有污染就随时消毒;耐高温的物品(如呼吸机螺纹管、雾化器、金属接头、湿化罐等),应送供应中心清洗、消毒,并干燥封闭保存。

(10) 不必对呼吸机内部进行常规消毒。

(11) 不宜常规采用选择性消化道脱污染来预防呼吸机相关性肺炎。

(12) 尽量减少使用或尽早停用预防应激性溃疡的药物,包括 H2 受体阻滞剂(如西米替丁和/或制酸剂)。

(13) 对于器官移植、粒细胞减少症等严重免疫功能抑制患者,应进行保护性隔离,包括安置于单独病房,医务人员进入病室时须戴口罩、帽子,穿无菌隔离衣等。

(14) 对全体医务人员(包括护工),定期进行预防呼吸机相关性肺炎的培训。

第二节 手卫生

【学习目标】
(1) 掌握各项手卫生技术的定义和指征。
(2) 熟练进行七步洗手、卫生手消毒技术。
(3) 了解外科手消毒技术。

手卫生为医务人员洗手、卫生手消毒和外科手消毒的总称。

一、洗手

1. 定义

洗手是指医务人员用肥皂(皂液)和流动水清洗手部,去除手部皮肤污垢、碎屑和部分致病菌的过程。

2. 指征

(1) 直接接触每个患者前后，从同一患者身体的污染部位移动到清洁部位时。

(2) 接触患者黏膜、破损皮肤或伤口前后，接触患者的血液、体液、分泌物、排泄物、伤口敷料等之后。

(3) 穿脱隔离衣前后，摘手套后。

(4) 接触患者周围环境及物品后。

(5) 处理药物或配餐前。

3. 操作准备

(1) 护士准备：衣、帽、鞋整洁，修剪指甲。

(2) 用物准备：肥皂液或肥皂，毛巾或纸巾、流动水及水池设备，物品放置合理、取用方便。

(3) 环境准备：环境清洁宽敞，具备洗手条件，洗手设备齐全。

4. 操作程序

一般洗手的操作程序如表 5-1 所示。

表 5-1 一般洗手的操作程序

流程	操作步骤
评估	● 用物：物品放置合理、取用方便 ● 环境：环境清洁宽敞，具备洗手条件，洗手设备齐全
操作前准备	● 用物准备：清洁剂、毛巾或纸巾、流动水及水池设备
洗手顺序	● 打开水龙头，调节合适水流和水温 ● 衣袖推至腕上 10 cm，取下手表 ● 用流动水使双手充分浸湿 ● 取适量清洁剂于手掌心 ● 七步洗手 　掌心相对，手指并拢，相互揉搓 　手心对手背，沿指缝相互揉搓，两手交替进行 　掌心相对，双手交叉沿指缝相互揉搓 　一手握另一手大拇指旋转揉搓，两手交替进行 　弯曲各指指节，在另一掌心旋转揉搓，两手交替 　指尖在掌心旋转揉搓，两手交替 　一手揉搓另一手手腕，两手交叉进行 ● 流动水下彻底冲洗，冲水时双手朝下，手及前臂必须低于肘关节，水由手臂流向指尖 ● 用一次性纸巾或毛巾彻底擦干 ● 如果水龙头为手拧式开关，则应采用防止手部再次污染的方法关闭水龙头
整体评价	● 操作轻柔、熟练、准确 ● 七步洗手顺序正确 ● 清洗彻底，手揉搓时间≥15 s

5. 注意事项

（1）认真清洗指甲、指尖、指缝和指关节等易污染的部位，且方法正确。
（2）注意调节合适的水温、水流，避免污染周围环境。
（3）手部不戴戒指等饰物。
（4）应当使用一次性纸巾或者干净的小毛巾擦干双手，毛巾应当一用一消毒。
（5）洗手后，手上不能检出致病性微生物。

6. 评价标准

一般洗手的评价标准如表 5-2 所示。

表 5-2 一般洗手的评价标准

项目类别（分值）	项目	技术要求	评分等级 A	B	C	得分	备注
素质要求（6分）	服装	衣、帽、鞋整洁，符合职业要求	2	1	0		
	仪表	仪表大方，举止端庄，轻盈矫健	2	1	0		
	语言	语言流畅，态度和蔼，面带微笑	2	1	0		
操作前准备（4分）	用物	用物齐全，摆放合理	2	1	0		
	环境	整洁、安静、安全	2	1	0		
洗手顺序（63分）		打开水龙头，调节合适水流和水温	3	2	0		
		衣袖推至腕上10 cm，取下手表	3	2	0		
		用流动水使双手充分浸湿	3	2	0		
		取清洁剂适量于手掌心	3	2	0		
		掌心相对，手指并拢相互揉搓	6	3	0		
		手心对手背，沿指缝相互揉搓，两手交替进行	6	3	0		
		掌心相对，双手交叉沿指缝相互揉搓	6	3	0		
		一手握另一手大拇指旋转揉搓，两手交替进行	6	3	0		
		弯曲各指关节，在另一掌心旋转揉搓，两手交替	6	3	0		
		指尖在掌心旋转揉搓，两手交替	6	3	0		
		一手揉搓另一手手腕，两手交叉进行	6	3	0		
		在流动水下彻底冲洗，冲水时双手朝下，手及前臂必须低于肘关节，水由手臂流向指尖	3	2	0		
		用一次性纸巾或毛巾彻底擦干	3	2	0		
		如果水龙头为手拧式开关，则应采用防止手部再次污染的方法关闭水龙头	3	2	0		

续表

项目类别（分值）	项目	技术要求	评分等级 A	评分等级 B	评分等级 C	得分	备注
整体评价（12分）		操作轻柔、熟练、准确	4	2	0		
		七步洗手顺序正确	4	2	0		
		清洗彻底，手揉搓时间≥15 s	4	2	0		
注意事项（15分）		认真清洗指甲、指尖、指缝和指关节等易污染的部位，且方法正确	3	1.5	0		
		注意调节合适的水温、水流，避免污染周围环境	3	1.5	0		
		手部不戴戒指等饰物	3	1.5	0		
		应当使用一次性纸巾或者干净的小毛巾擦干双手，毛巾应当一用一消毒	3	1.5	0		
		洗手后，手上不能检出致病性微生物	3	1.5	0		

7. 图示

七步洗手示意如图5-1所示。

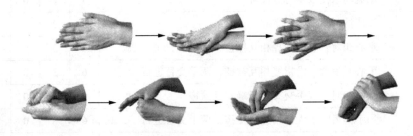

图5-1 七步洗手示意

二、卫生手消毒

1. 定义

卫生手消毒是指医务人员用速干手消毒剂揉搓双手，以减少手部暂居菌的过程。

2. 指征

（1）手部没有肉眼可见污染时，可以使用速干手消毒剂消毒双手。

（2）直接接触每个患者前后，从同一患者身体的污染部位移动到清洁部位时。

（3）接触患者黏膜、破损皮肤或伤口前后，接触患者的血液、体液、分泌物、排泄物、伤口敷料等之后。

(4) 穿脱隔离衣前后，摘手套后。

(5) 接触患者周围环境及物品后。

(6) 处理药物或配餐前。

3. 操作准备

(1) 护士准备：衣、帽、鞋整洁，修剪指甲。

(2) 用物准备：医用速干手消毒剂，物品放置合理、取用方便。

(3) 环境准备：环境清洁宽敞，具备卫生手消毒条件，卫生手消毒设备齐全。

4. 操作程序

卫生手消毒的操作程序如表 5-3 所示。

表 5-3 卫生手消毒的操作程序

流程	操作步骤
评估	• 用物：物品放置合理、取用方便 • 环境：环境清洁宽敞
操作前准备	• 用物准备：医用免洗速干手消毒剂
手消毒顺序	• 将衣袖推至腕上 10 cm • 取适量医用免洗速干手消毒剂于手掌心（取液量遵循产品的使用说明） • 七步洗手 　掌心相对，手指并拢，相互揉搓 　手心对手背，沿指缝相互揉搓，两手交替进行 　掌心相对，双手交叉沿指缝相互揉搓 　一手握另一手大拇指旋转揉搓，两手交替进行 　弯曲各指关节，在另一掌心旋转揉搓，两手交替 　指尖在掌心旋转揉搓，两手交替 　一手揉搓另一手手腕，两手交叉进行
整体评价	• 操作轻柔、熟练、准确 • 七步洗手顺序正确 • 手揉搓时间≥15 s

5. 注意事项

(1) 手部不戴戒指等饰物。

(2) 手消毒剂应取得卫生部卫生许可批件，且在有效期内。

(3) 洗手后，手上不能检出致病性微生物。

(4) 揉搓时，保证手消毒剂完全覆盖手部皮肤，直至手部干燥。

(5) 严格按揉搓步骤进行揉搓。

6. 评价标准

卫生手消毒的评价标准如表5-4所示。

表5-4 卫生手消毒的评价标准

项目类别（分值）	项目	技术要求	评分等级 A	评分等级 B	评分等级 C	得分	备注
素质要求（6分）	服装	衣、帽、鞋整洁，符合职业要求	2	1	0		
	仪表	仪表大方，举止端庄，轻盈矫健	2	1	0		
	语言	语言流畅，态度和蔼，面带微笑	2	1	0		
操作前准备（4分）	用物	用物齐全，摆放合理	2	1	0		
	环境	环境整洁、安静、安全	2	1	0		
卫生手消毒顺序（63分）		将衣袖推至腕上10 cm	7	3.5	0		
		取适量医用免洗速干手消毒剂于手掌心（取液量遵循产品的使用说明）	7	3.5	0		
		掌心相对，手指并拢，相互揉搓	7	3.5	0		
		手心对手背，沿指缝相互揉搓，两手交替进行	7	3.5	0		
		掌心相对，双手交叉沿指缝相互揉搓	7	3.5	0		
		一手握另一手大拇指旋转揉搓，两手交替进行	7	3.5	0		
		弯曲各指关节，在另一掌心旋转揉搓，两手交替	7	3.5	0		
		指尖在掌心旋转揉搓，两手交替	7	3.5	0		
		一手揉搓另一手手腕，两手交叉进行	7	3.5	0		
整体评价（12分）		操作轻柔、熟练、准确	4	2	0		
		七步洗手顺序正确	4	2	0		
		手揉搓时间≥15 s	4	2	0		
注意事项（15分）		手部不戴戒指等饰物	3	1.5	0		
		手消毒剂应取得卫生部卫生许可批件，且在有效期内	3	1.5	0		
		洗手后，手上不能检出致病性微生物	3	1.5	0		
		揉搓时，保证手消毒剂完全覆盖手部皮肤，直至手部干燥	3	1.5	0		
		严格按揉搓步骤进行揉搓	3	1.5	0		

三、洗手+卫生手消毒

1. 定义

洗手+卫生手消毒是指先洗手，然后进行手卫生消毒。

2. 指征

（1）接触患者的血液、体液和分泌物后。

（2）接触被传染性致病微生物污染的物品后。

（3）直接为传染病患者进行检查、治疗、护理或处理传染患者污物之后。

3. 操作准备

参考洗手与卫生手消毒的操作准备。

4. 操作程序

参考洗手与卫生手消毒的操作程序。

5. 注意事项

参考洗手与卫生手消毒的注意事项。

6. 评价标准

参考洗手与卫生手消毒的评价标准。

四、外科手消毒

1. 定义

外科手消毒是指在外科手术前，医务人员用肥皂（皂液）和流动水七步洗手，再用手消毒剂清除或者杀灭手部暂居菌和减少常居菌的过程。使用的手消毒剂，可使手具有持续抗菌活性。

2. 指征

（1）为患者实施侵入性操作之前，如深静脉置管、内镜检查治疗等。

（2）双手需保持较长时间的抗菌活性，如颅脑手术、开胸手术等外科手术治疗。

3. 操作准备

（1）护士准备：衣、帽、鞋整洁、修剪指甲。

（2）用物准备：清洁剂、肥皂液或肥皂、医用手消毒剂、毛巾或纸巾、流动水及水池设备，物品放置合理、取用方便。

（3）环境准备：环境清洁宽敞，具备外科手消毒条件，外科手消毒设备齐全。

4. 操作程序

外科手消毒的操作程序如表5-5所示。

表5-5 外科手消毒的操作程序

流程	操作步骤
评估	• 用物：物品放置合理、取用方便 • 环境：环境清洁宽敞，具备外科手消毒条件，外科手消毒设备齐全
操作前准备	• 用物准备：清洁剂、手消毒剂、毛巾或纸巾、流动水及水池设备
外科手消毒顺序	• 打开水龙头，调节合适水流和水温 • 流动水使双手、前臂和上臂下1/3充分浸湿 • 取适量清洁剂于手掌心

续表

流程	操作步骤
外科手消毒顺序	• 七步洗手→前臂→上臂下1/3 　掌心相对，手指并拢，相互揉搓 　手心对手背，沿指缝相互揉搓，两手交替进行 　掌心相对，双手交叉沿指缝相互揉搓 　一手握另一手大拇指旋转揉搓，两手交替进行 　弯曲各指关节，在另一掌心旋转揉搓，两手交替 　指尖在掌心旋转揉搓，两手交替 　一手揉搓另一手手腕，两手交叉进行 　反复揉搓前臂、上臂下1/3 • 在流动水下彻底冲洗 • 用一次性纸巾或毛巾彻底擦干 • 如果水龙头为手拧式开关，则应采用防止手部再次污染的方法关闭水龙头 • 取适量免冲洗手消毒剂涂抹至双手、前臂、上臂下1/3 • 认真揉搓至消毒剂干燥
整体评价	• 操作轻柔、熟练、准确 • 七步洗手顺序正确 • 清洗彻底，时间≥5 min • 消毒剂涂抹，无遗漏部位 • 揉搓至消毒剂干燥

5. 注意事项

（1）洗手之前应先摘除手部饰物，并修剪指甲，指甲长度应不超过指尖。

（2）认真清洗指甲、指尖、指缝和指关节等易污染的部位，方法正确。

（3）注意调节合适的水温、水流，避免污染周围环境。

（4）应当使用一次性纸巾或者小毛巾擦干双手，毛巾应当一用一灭菌。

（5）在整个过程中，应保持双手位于胸前并高于肘部，使水由手部流向肘部。

（6）术后摘除外科手套后，应用肥皂（皂液）清洁双手。

（7）消毒范围不得超过清洗范围。

6. 评价标准

外科手消毒的评价标准如表5-6所示。

表5-6 外科手消毒的评价标准

项目类别（分值）	项目	技术要求	评分等级 A	评分等级 B	评分等级 C	得分	备注
素质要求（6分）	服装	衣、帽、鞋整洁，符合职业要求	2	1	0		
	仪表	仪表大方，举止端庄，轻盈矫健	2	1	0		
	语言	语言流畅，态度和蔼，面带微笑	2	1	0		

续表

项目类别（分值）	项目	技术要求	评分等级 A	评分等级 B	评分等级 C	得分	备注
操作前准备（4分）	用物	用物齐全，摆放合理	2	1	0		
	环境	整洁、安静、安全	2	1	0		
外科手消毒顺序（62分）		打开水龙头，调节合适水流和水温	2	1	0		
		流动水使双手、前臂和上臂下1/3充分浸湿	2	1	0		
		取适量清洁剂于手掌心	2	1	0		
		掌心相对，手指并拢，相互揉搓	5	2.5	0		
		手心对手背，沿指缝相互揉搓，两手交替进行	5	2.5	0		
		掌心相对，双手交叉沿指缝相互揉搓	5	2.5	0		
		一手握另一手大拇指旋转揉搓，两手交替进行	5	2.5	0		
		弯曲各指关节，在另一掌心旋转揉搓，两手交替	5	2.5	0		
		指尖在掌心旋转揉搓，两手交替	5	2.5	0		
		一手揉搓另一手手腕，两手交叉进行	5	2.5	0		
		反复揉搓前臂、上臂下1/3	5	2.5	0		
		在流动水下彻底冲洗	2	1	0		
		用一次性纸巾或毛巾彻底擦干	2	1	0		
		如果水龙头为手拧式开关，则应采用防止手部再次污染的方法关闭水龙头	2	1	0		
		取适量免冲洗手消毒剂涂抹至双手、前臂、上臂下1/3	5	2.5	0		
		认真揉搓至消毒剂干燥	5	2.5	0		
整体评价（14分）		操作轻柔、熟练、准确	2	1	0		
		七步洗手顺序正确	3	1.5	0		
		清洗彻底，时间≥5 min	3	1.5	0		
		消毒剂涂抹均匀且无遗漏部位	3	1.5	0		
		揉搓至消毒剂干燥	3	1.5	0		
注意事项（14分）		洗手之前应先摘除手部饰物，并修剪指甲，长度应不超过指尖	2	1	0		
		认真清洗指甲、指尖、指缝和指关节等易污染的部位，方法正确	2	1	0		
		注意调节合适的水温、水流，避免污染周围环境	2	1	0		

项目类别（分值）	项目	技术要求	评分等级 A	评分等级 B	评分等级 C	得分	备注
注意事项（14分）		应当使用一次性纸巾或者小毛巾擦干双手，毛巾应当一用一灭菌	2	1	0		
		在整个过程中，应保持双手位于胸前并高于肘部，使水由手部流向肘部	2	1	0		
		术后摘除外科手套后，应用肥皂（皂液）清洁双手	2	1	0		
		消毒范围不得超过清洗范围	2	1	0		

第三节 标准预防与分级防护

【学习目标】

(1) 掌握标准预防的理论。

(2) 在临床工作中熟练运用标准预防措施。

(3) 正确选择和使用个人防护用品。

(4) 了解分级防护原则。

一、标准预防

(一) 标准预防的概念

标准预防是针对医院所有患者和医务人员所采取的一组预防感染措施（包括手卫生），根据预期可能的暴露部位来选用手套、隔离衣、口罩、护目镜或防护面罩，并进行安全注射，还包括穿戴合适的防护用品后处理在患者环境中污染的物品与医疗器械。

(二) 标准预防的原则

(1) 所有患者的血液、体液、分泌物、排泄物均被视为具有传染性，必须进行隔离，接触有明显血液、体液、分泌物、排泄物的物质，或者接触非完整的皮肤与黏膜，必须采取防护措施。

(2) 既要防止经血传播性疾病的传播，又要防止非经血传播性疾病的传播。

(3) 强调双向防护。既要预防疾病从患者传至医务人员，又要防止疾病从医务人员传给患者。

(三) 标准预防的措施

1. 手卫生

遵循《医务人员手卫生规范》，详见本章第二节。

2. 个人防护用品

个人防护用品（Personal Protective Equipment，PPE）是指用于保护医务人员避免接触感染性因子的各种屏障用品，包括口罩、手套、护目镜、防护面罩、防水围裙、隔离衣、防护服等。

（1）纱布口罩：保护呼吸道免受有害粉尘、气溶胶、微生物及灰尘伤害的防护用品。

（2）外科口罩：能阻止血液、体液和飞溅物传播的，医护人员在有创操作过程中戴的口罩。

（3）医用防护口罩：能阻止经空气传播的直径≤5 μm感染因子（或近距离<1 m）接触经飞沫传播的疾病而发生感染的口罩。医用防护口罩的使用包括密合性测试、培训、型号的选择、医学处理和维护。

（4）护目镜：防止患者的血液、体液等具有感染性的物质溅入人体眼部的用品。

（5）防护面罩（防护面屏）：防止患者的血液、体液等具有感染性的物质溅到人体面部的用品。

（6）手套：防止病原体通过医务人员的手传播疾病和污染环境的用品。

（7）隔离衣：用于保护医务人员避免受到血液、体液和其他感染性物质污染，或用于保护患者避免感染的防护用品。根据与患者接触的方式（包括接触感染性物质的情况和隔离衣阻隔血液和体液的可能性）来选择是否穿隔离衣及其型号。

（8）防护服：临床医务人员在接触甲类或按甲类传染病管理的传染病患者时所穿的一次性防护用品。防护服应具有良好的防水、抗静电、过滤效率，且无皮肤刺激性，穿脱方便，结合部严密，袖口、脚踝口应为弹性收口。

3. 患者安置

安置患者时，应掌握以下信息，以便确定患者的安置方案。

（1）患者已知或被怀疑感染的病原体。

（2）影响感染传播的危险因素。

（3）拟安置感染患者的病房或区域，可能造成其他患者发生医院感染的危险因素。

（4）尽量安置在单人病房。

（5）患者是否可与其他患者共用病房，相同感染的患者可以共用病房。

4. 仪器（设施）和环境

具体措施详见本章第六节。

5. 织物

患者使用过的织物可能被具感染性的体液污染，应以最小抖动的方式处理使用过的被服及布单织品，以避免污染空气、环境表面和人。具体措施详见本章第六节。

6. 安全注射

在使用注射针、代替注射针的套管和静脉输液系统时，应遵循安全注射标准的原则。

7. 呼吸道防护

个人防护的核心是呼吸道防护。穿戴时，应先戴口罩再戴帽子，口罩必须在确认安全环境下才能摘除；鼓励所有患者、探视者以及医务人员在任何时候都遵循呼吸卫生（咳嗽）礼仪，以遏制呼吸道分泌物的播散。

8. 呼吸卫生（咳嗽）礼仪

（1）在门诊和住院部的入口和重要位置（如电梯、自助餐厅等）张贴标语，教育患者与其他有呼吸道感染征象的人员。

（2）咳嗽或打喷嚏时，应用卫生纸遮掩口、鼻，否则应用臂弯遮掩口、鼻；使用后的卫生纸应丢进垃圾桶；接触呼吸道分泌物后应做手卫生。

（3）应提供卫生纸和免触碰开启的垃圾桶（如脚踏式垃圾桶），以便丢弃使用后的卫生纸。

（4）进行手卫生宣教，提供位置便利的乙醇揉搓剂，随时注意是否已经使用完毕，并予定期更换。

（5）洗手位置应提供所需的消耗用品，如洗手液、干手纸。

（6）在呼吸道传染性疾病暴发或流行季节，为有咳嗽、鼻塞、鼻涕或呼吸道分泌物增加等有呼吸道感染征象的人员（包括陪伴）提供口罩。

（7）鼓励有呼吸道感染征象的人员与候诊区域的其他人员保持至少 1 m 的空间距离。

二、分级防护

在接诊患者时，医务人员应根据接诊患者的不同，做好分级防护。防护分为一般防护、一级防护、二级防护、三级防护。

1. 一般防护

（1）适用：在医院传染病区，发热门（急）诊以外从事诊疗工作的医护人员。

（2）使用：工作时应穿工作服、戴工作帽和医用口罩。

2. 一级防护

（1）适用：初筛门诊、发热门（急）诊的医务人员。

（2）使用：工作时应穿工作服、隔离衣、戴工作帽和防护口罩，必要时戴乳胶手套。

3. 二级防护

（1）适用：进入发热留观室、专门病区的医务人员，接触从患者身上采集的标本、处理其分泌物、排泄物、使用过的物品和死亡患者尸体的工作人员，转运患者的医务人员和司机。

（2）使用：医务人员必须戴防护口罩，穿工作服、防护服或隔离衣、鞋套、戴手套、工作帽。

4. 三级防护

（1）适用：为患者实施吸痰、气管切开和气管插管的医务人员。

（2）使用：除二级防护外，还应当加戴全面型呼吸防护器。

三、防护用品及使用方法

（一）面部防护用品

1. 口罩

（1）外科口罩：符合《医用外科口罩技术要求》（YY 0469—2011），为无纺布或复合材料制成，采用系带；3 层材料分别为外层抗水、中层吸附、内层吸湿，并带有鼻夹；能阻止接触直径 >5 μm 的感染因子；适用于有创操作中阻止血液、体液和飞溅物的防护，以及经飞沫传播的呼吸道传染病的防护。

（2）医用防护口罩：符合《医用防护口罩技术要求》（GB 19083—2010），如 N95 防护口罩；能阻止吸入直径 ≤5 μm 的感染因子（如结核杆菌、天花病毒、SARS 病毒）和含有感染源的粉尘（如曲霉菌属等真菌孢子），适用于经空气传播的呼吸道传染病的防护。

（3）普通医用口罩：符合相关注册产品标准（YZB），为无纺布或复合材料制成，采用松紧带；3 层材料分别为外层抗水、中层吸附、内层吸湿，并带有鼻夹；适用于普通环境下的卫生护理，不得用于有创操作。

（4）纱布口罩：符合《普通脱脂纱布口罩》（GB 19084—2003）；适用于普通环境下的

卫生护理，不得用于有创操作。

2. 护目镜或防护面罩

护目镜或防护面罩应符合《传染性病原体防护装备　医用面罩抗合成血穿透性试验方法（固定体积、水平喷射）》（YY/T 0691—2008）以及其他相关标准。

（1）在为未被怀疑需要采取空气隔离的患者（如结核杆菌、SARS 或出血热病毒感染等的患者）进行诊疗、护理的操作过程中，患者的血液、体液、分泌物等可能发生喷溅时，特别是在进行支气管镜检查、非密闭式吸痰和气管插管时，应使用护目镜或防护面罩。

（2）对怀疑或确认需要采取空气隔离的患者进行支气管镜检查、非密闭式吸痰、气管插管等近距离操作，患者的血液、体液、分泌物等可能发生喷溅时，应使用全面型防护面罩。

3. 使用方法

1）戴外科口罩和普通医用口罩（图 5 - 2）

步骤 1：将口罩下方带系于颈后。

步骤 2：将口罩上方带系于头顶上方。

步骤 3：将双手食指尖放在鼻夹上（不要单手捏鼻夹），从中间位置开始，用手指向内按压，并逐步向两侧移动，根据鼻梁的形状塑造鼻夹。

步骤 4：根据面部形状，调整系带的松紧度。

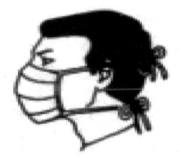

图 5 - 2　戴外科口罩和普通医用口罩

2）戴医用防护口罩（图 5 - 3）

步骤 1：拿取合适的医用防护口罩。

步骤 2：一手托住防护口罩，防水层朝外有鼻夹的一侧在上。

步骤 3：将防护口罩罩住鼻、口及下巴，鼻夹部位向上紧贴面部。

步骤 4：用另一手将下方系带拉过头顶，放在颈后双耳下。

步骤 5：再将上方系带拉至头顶中部。

步骤 6：将双手食指尖放在金属鼻夹上，从中间位置开始，用手指向内按鼻夹，并分别向两侧移动和按压，根据鼻梁的形状塑造鼻夹。

步骤 7：每次戴医用防护口罩进入工作区域之前，应进行密合性测试。测试方法：将双手完全盖住防护口罩，快速呼气。若鼻夹附近有漏气，则调整鼻夹；若漏气位于四周，则调整到不漏气为止。

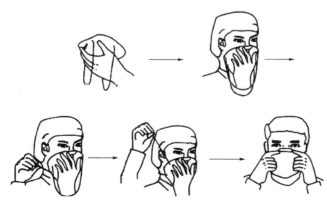

图 5 - 3　戴医用防护口罩

3) 戴护目镜或防护面罩（图5-4）

戴上护目镜或防护面罩，调节舒适度。

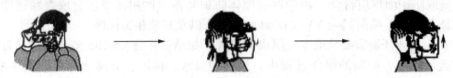

图5-4　戴护目镜或防护面罩

4. 摘除方法

1) 摘除口罩（图5-5）

摘除口罩时，不要接触口罩前面（污染面）。

步骤1：先解开口罩的下面系带，再解开口罩的上面系带。

步骤2：用手仅捏住口罩的系带，将口罩丢至指定容器内。

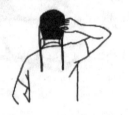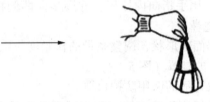

图5-5　摘除口罩

2) 摘除护目镜或防护面罩（图5-6）

捏住靠近头部或耳朵的一边摘掉，放入指定容器内。

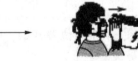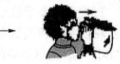

图5-6　摘除护目镜或防护面罩

（二）手部防护用品

1. 一次性手套

（1）一次性使用灭菌橡胶外科手套：应符合《一次性使用灭菌橡胶外科手套》（GB 7543—2006）。

（2）一次性使用医用橡胶检查手套：应符合《一次性使用医用橡胶检查手套》（GB 10213—2006）。

2. 手套的使用指征

1) 外科手套的使用指征

（1）手术操作。

（2）阴道分娩。

(3) 放射介入手术。
(4) 中心静脉置管。
(5) 全胃肠外营养和化疗药物准备。

2) 检查手套的使用指征

(1) 直接接触：接触血液；接触黏膜组织和破损皮肤；有潜在高传染性、高危险性的微生物；疫情或紧急情况；静脉注射；抽血；静脉导管拔管；妇科检查；非密闭式吸痰。

(2) 间接接触：倾倒呕吐物；处理（清洁）器械；处理废物；清理喷溅的体液。

3) 无须使用手套的情况

除接触隔离以外，在不接触血液、体液或污染环境的情况下，无须使用手套。

(1) 直接接触：量血压；测体温和脉搏；皮下和肌肉注射；为患者洗澡和穿衣；转运患者；医治眼睛和耳朵（无分泌物）；无渗血的静脉导管操作。

(2) 间接接触：使用电话；书写医疗文书；发放口服药物；收发患者餐具；更换被服；放置无创呼吸机和氧气插管；移动患者使用的设备。

3. 戴手套

戴手套的步骤如下：

步骤1：打开手套包，一手掀起口袋的开口处。（图5-7）

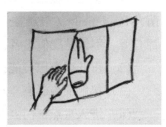

图5-7 戴手套（步骤1）

步骤2：另一手捏住手套翻折部分（手套内面）取出手套，对准五指戴上。（图5-8）

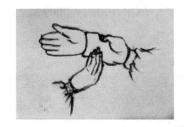 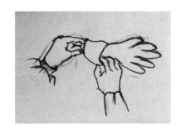

图5-8 戴手套（步骤2）

步骤3：掀起另一只口袋，已戴着无菌手套的手指插入另一只手套的翻边内面，将手套戴好。然后将手套的翻转处套在工作衣袖外面。（图5-9）

注意：有粉手套应采用无菌方法除去表面粉末。

4. 脱手套

脱手套的步骤如下：

步骤1：用戴着手套的手捏住另一只手套污染面的边缘将手套脱下。（图5-10）

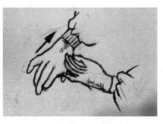

图5-9 戴手套（步骤3）

步骤2：戴着手套的手握住脱下的手套，用脱下手套的手捏住另一只手套清洁面（手套内面）的边缘，将手套脱下。（图5-11）

步骤3：用手捏住手套的内面，将手套丢至指定容器内。（图5-12）

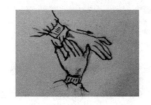
图5-10 脱手套（步骤1）
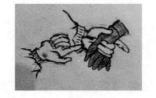
图5-11 脱手套（步骤2）
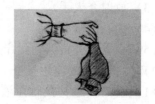
图5-12 脱手套（步骤3）

（三）隔离衣或防护服的选用

1. 隔离衣

隔离衣应符合《病人、医护人员和器械用手术单、手术衣和洁净服》（YY/T 0506.1—2005），应后开口，能遮盖住全部衣服和外露的皮肤。下列情况应穿隔离衣：

（1）接触经接触传播的感染性疾病患者和患者周围环境，如 VRE（耐万古霉素肠球菌）、C. difficile（艰难梭菌）、NV（诺如病毒）和其他肠道病原体、RSV（呼吸道合胞病毒）等，不管是疑似患者，还是确诊感染的患者，或是定植的患者。

（2）皮肤或衣服可能接触患者的血液、体液、分泌物和排泄物时。

（3）接触的患者有非自制性的分泌物或排泄物时。

（4）进入重点部门（如 ICU、NICU、保护性病房等）时，是否须穿隔离衣应视人员的进入目的及与患者的接触状况，或根据医疗机构的内部规定而定。

2. 防护服

防护服应符合《医用一次性防护服技术要求》（GB 19082—2009）。下列情况应穿防护服：

（1）接触甲类或按甲类传染病管理的患者时。

（2）接触疑似或确诊 SARS、禽流感或大流行流感等患者时，应遵循最新感染控制指南。

3. 穿隔离衣与防护服的步骤

1）穿隔离衣的步骤（图5-13）

步骤1：右手提衣领，左手伸入袖内，右手将衣领向上拉，露出左手。

步骤2：换左手提衣领，右手伸入袖内，露出右手，举双手将袖抖上，注意勿触及面部。

步骤3：两手持衣领，由衣领中央顺着边缘向后系好颈带。

步骤4：扎好袖口。

步骤5：将隔离衣的一侧（约在腰下5 cm处）渐向前拉，见到边缘时捏住。

步骤6：同法捏住另一侧边缘。

步骤7：双手在背后将衣边对齐。

步骤8：向一侧折叠，一手按住折叠处，另一手将腰带拉至背后折叠处。

步骤9：将腰带在背后交叉，回到前面将带子系好。

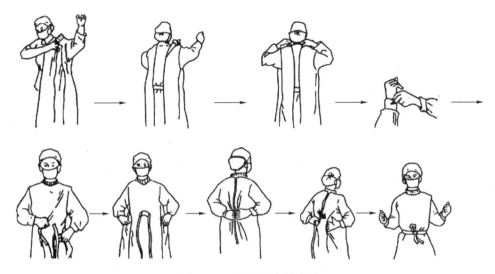

图 5-13 穿隔离衣的步骤

2）穿防护服的方法

不论是穿连体防护服，还是分体防护服，都应遵循"穿下衣→穿上衣→戴帽子→拉上拉锁"的顺序。

4. 脱隔离衣与防护服的步骤

1）脱重复使用隔离衣的步骤（图 5-14）

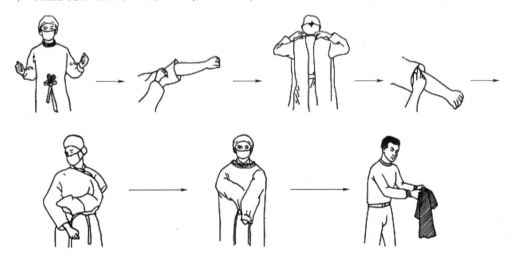

图 5-14 脱重复使用隔离衣

步骤1：解开腰带，在前面打一活结。
步骤2：消毒双手。
步骤3：解开颈后带子。
步骤4：右手伸入左手腕部袖内，拉下袖子过手。
步骤5：用遮盖着的左手握住右手隔离衣袖子的外面，拉下右侧袖子。

步骤6：双手转换逐渐从袖管中退出，脱下隔离衣。
步骤7：左手握住衣领，右手将隔离衣两边对齐，污染面向外悬挂污染区；如果是悬挂污染区外，则污染面向里。
步骤8：不再使用时，将脱下的隔离衣污染面向里，卷成包裹状，丢至指定的容器内。

2）脱一次性使用隔离衣的步骤
步骤1：解开腰带，在前面打一活结。
步骤2：消毒双手。
步骤3：解开颈后带子。
步骤4：双手持带将隔离衣从胸前向下拉。
步骤5：右手捏住左衣领内侧清洁面脱去左袖。
步骤6：左手握住右侧衣领内侧下拉脱下右袖，将隔离衣污染面向里，衣领及衣边卷至中央，放入指定容器内。

3）脱防护服方法
（1）脱分体防护服（图5-15）。
步骤1：将拉链拉开。
步骤2：向上提拉帽子，使头部脱离帽子。
步骤3：脱衣袖，将污染面向里脱下后放入指定容器内。
步骤4：下衣污染面向里由上向下边脱边卷，脱下后放入指定容器内。

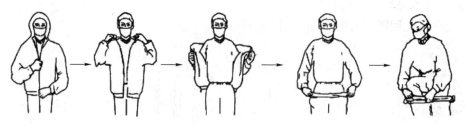

图5-15 脱分体防护服

（2）脱连体防护服（图5-16）。
步骤1：先将拉链拉到底。
步骤2：向上提拉帽子，使头部脱离帽子。
步骤3：脱衣袖，从上向下将污染面向里边脱边卷。
步骤4：脱下后放入指定容器内。

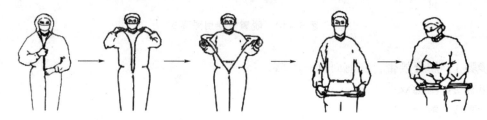

图5-16 脱连体防护服

5. 注意事项

（1）隔离衣和防护服限在规定区域内穿脱。

（2）在穿隔离衣或防护服前，应检查隔离衣和防护服有无破损。如果有渗漏或破损，应及时更换。

（3）在穿隔离衣或防护服时，勿使衣袖触及面部及衣领；在脱隔离衣或防护服时，应注意避免污染。

（4）接触多个同类传染病患者时，隔离衣或防护服若无明显污染，则可以连续使用。

（5）接触疑似患者时，隔离衣或防护服应在接触每个患者之间进行更换。

（6）隔离衣或防护服被患者血液、体液、污物污染时，应及时更换。

（7）重复性使用的隔离衣应每天更换、清洗与消毒。

第四节　职业安全防护

【学习目标】

（1）掌握医务人员锐器伤防护措施。

（2）掌握化疗药物使用的安全防护。

（3）掌握医疗废物的分类与处理。

一、医务人员锐器伤防护

（一）概念

（1）锐器是指能刺破皮肤的物品，包括注射针、穿刺针和缝合针等针具，各类医用或检测用锐器、载玻片、破损玻璃试管、安瓿、固定义齿，以及暴露在外的金属丝及实验室检测器材等。

（2）锐器伤：由锐器造成的皮肤损伤。

（二）防护措施

（1）在进行侵袭性诊疗、护理、实验操作过程中，要保证充足的光线，并特别注意防止被针头、缝合针、刀片等锐器刺伤或者划伤。

（2）锐器盒须防渗漏、防穿透。

（3）锐器盒在转运过程中应密闭，避免内容物外漏或溢出。

（4）锐器盒放置的位置应醒目且方便使用。

（5）锐器使用后应立即放入锐器盒内。

（6）宜使用带有刀片回缩处理装置的（或带有刀片废弃一体化装置的）手术刀，避免装、卸刀片时被手术刀伤害。

（7）手术中传递锐器应使用传递容器，以免损伤医务人员。

（8）禁止双手回套针帽。若需盖帽，则只能单手盖帽或借用专用套帽装置。

（9）禁止用手直接拿取被污染的破损玻璃物品，应使用刷子、垃圾铲和夹子等器械处理。

（10）禁止用手分离注射器针头。

（11）禁止手持锐器随意走动。

二、化疗药物安全防护

（一）基本原则

（1）工作人员应尽量减少不必要的化疗药物的接触，防止药物由任何途径进入人体。

（2）尽量减少化疗药物对环境的污染，医院应设置配制化疗药物的专用空间，在专用安全柜内，由专人集中完成药物配制。

（二）安全防护措施

（1）化疗配置间应有明确的分区，须有洗手设施。

（2）尽量避免频繁的物流及人员进出。

（3）护士配药时，应戴一次性口罩、手套；在操作中，一旦手套破损，应立即更换。

（4）戴手套之前或脱去手套后，应立即洗手；手套和制服若被污染，应立即更换。

（5）在配制时，应选用一次性注射器，尽量选择容积比所吸药品体积稍大的注射器，注射器中的液体不能超过注射器容量的3/4，防止吸得太满使针栓滑脱。

（6）打开安瓿、抽取药液时，均应严格遵守操作规程，防止药液排入空气。

（7）配置化疗药物应尽量在生物安全柜内进行操作；条件不允许的医院在配置化疗药物时，应集中、专人进行，并在治疗柜桌面铺防水隔垫。

（8）给药采用密闭式静脉输液法、小壶加药时，应确保空针与输液管接头处衔接紧密，以免药液外漏。

（9）配置后，废弃物应使用红色垃圾袋封闭包装运送。

三、医疗废物分类、运送与暂存

（一）概念

医疗废物分类、运送与暂存是指医疗卫生机构在医疗、预防、保健以及其他相关活动中产生的具有直接或者间接感染性、毒性以及其他危害性的废物。

（二）医疗废物分类与收集

1. 感染性废物

感染性废物是指携带病原微生物具有引发感染性疾病传播危险的医疗废物，包括被患者体液、血液、排泄物污染的物品、传染病患者产生的垃圾等，应使用双层袋收集、封闭运送。

2. 病理性废物

病理性废物是指在诊疗过程中产生的人体废弃物和医学实验动物尸体，包括手术产生的废弃人体组织、病理切片后废弃的人体组织、病理蜡块等。

3. 损伤性废物

损伤性废物是指能够刺伤或割伤人体的废弃的医用锐器，包括医用针、解剖刀、手术刀、玻璃试管等，应放入专用防刺伤的锐器盒中，封闭运送。

4. 药物性废物

药物性废物是指过期、淘汰、变质或污染的废弃药品，包括废弃的一般性药品、废弃的细胞毒性药物和遗传毒性药物。

5. 化学性废物

化学性废物是指具有毒性、腐蚀性、易燃易爆性的废弃化学物品，如废弃的化学试剂、化学消毒剂、汞血压计、汞温度计等。

(三) 医疗废物运送与暂存规定

(1) 严禁将医疗废物置于生活垃圾中。

(2) 锐器盒在转运过程中应密闭，避免内容物外漏或溢出。

(3) 根据医疗废物的分类，将医疗废物分别置于专用医疗废物容器内。

(4) 在盛装医疗废物前，应当对医疗废物包装物或者容器进行认真检查，确保无破损、渗漏和其他缺陷。

(5) 感染性废物、病理性废物、损伤性废物、药物性废物及化学性废物不能混合收集，少量的药物性废物可以混入感染性废物，但应当在标签上注明。

(6) 实验室病原体的培养基、标本和菌种、菌种保存液等高危险废物，应当先进行无害化处理（压力蒸汽灭菌或化学消毒），再按感染性废物收集处理。

(7) 隔离的传染病患者或者疑似传染病患者产生的医疗废物，应当使用双层包装物，并及时密封。

(8) 盛装的医疗废物达到包装物或者容器的3/4时，应当使用有效的封口方式，使包装物或者容器的封口紧实、严密。

(9) 包装物或者容器的外表面被感染性废物污染时，应当对被污染处进行消毒处理或者增加一层包装。

(10) 使用后的一次性医疗用品和一次性医疗器械属于感染性废物，但输液瓶不属于医疗废物。

(11) 不得露天存放医疗废物，医疗废物暂时存放不得超过2天。

(12) 存放地应设置明显的警示标示和防渗漏、防鼠、防蚊蝇、防蟑螂、防盗以及预防儿童接触等安全措施。

医疗废物分类如表5-7所示。

表5-7 医疗废物分类

类别	特征	常见组分或者废物名称
感染性废物	携带病原微生物具有引发感染性疾病传播危险的医疗废物	被患者血液、体液、排泄物污染的物品，包括： (1) 棉球、棉签、引流棉条、纱布及其他各种敷料。 (2) 一次性使用卫生用品、一次性使用医疗用品及一次性医疗器械。 (3) 废弃的被服。 (4) 其他被患者血液、体液、排泄物污染的物品

续表

类别	特征	常见组分或者废物名称
感染性废物	携带病原微生物具有引发感染性疾病传播危险的医疗废物	医疗机构收治的隔离传染病患者或者疑似传染病患者产生的生活垃圾
		病原体的培养基、标本和菌种、毒种保存液
		各种废弃的医学标本
		废弃的血液、血清
		使用后的一次性使用医疗用品及一次性医疗器械
病理性废物	诊疗过程中产生的人体废弃物和医学实验动物尸体等	手术及其他诊疗过程中产生的废弃的人体组织、器官等
		医学实验动物的组织、尸体
		病理切片后废弃的人体组织、病理蜡块等
损伤性废物	能够刺伤或者割伤人体的废弃的医用锐器	医用针头、缝合针
		各类医用锐器，包括解剖刀、手术刀、备皮刀、手术锯等
		载玻片、玻璃试管、玻璃安瓿等
药物性废物	过期、淘汰、变质或者被污染的废弃的药品	废弃的一般性药品，如抗生素、非处方类药品等
		废弃的细胞毒性药物和遗传毒性药物，包括： （1）致癌性药物，如硫唑嘌呤、苯丁酸氮芥、萘氮芥、环孢霉素、环磷酰胺、苯丙胺酸氮芥、司莫司汀、三苯氧氨、硫替派等； （2）可疑致癌性药物，如顺铂、丝裂霉素、阿霉素、苯巴比妥等； （3）免疫抑制剂
		废弃的疫苗、血液制品等
化学性废物	具有毒性、腐蚀性、易燃易爆性的废弃的化学物品	医学影像室、实验室废弃的化学试剂
		废弃的过氧乙酸、戊二醛等化学消毒剂
		废弃的汞血压计、汞温度计

第五节 不同传播途径患者的隔离

【学习目标】
（1）了解医院隔离的建筑区域划分。
（2）掌握常见的四种隔离分类。
（3）掌握接触隔离的隔离要求。
（4）了解飞沫隔离、空气隔离、保护性隔离的隔离要求。

狭义而言，隔离是针对传染病患者发病期间采取的一项技术。广义而言，隔离是指将传染源传播者和高度易感人群安置在指定地点和特殊环境中，暂时避免和周围人群接触。对传染患者采取传染源隔离，切断传染途径；对易感人群采取保护性隔离。

一、隔离的原则

(1) 在标准预防的基础上，根据疾病的传播途径（接触传播、飞沫传播、空气传播和其他途径传播），结合医院的实际情况，制定相应的隔离与预防措施。

(2) 一种疾病可能有多种传播途径时，应在标准预防的基础上，采取相应传播途径的隔离与预防。

(3) 隔离病室应有隔离标志，并限制人员出入。黄色为空气传播的隔离，粉色为飞沫传播的隔离，蓝色为接触传播的隔离。

(4) 传染病患者或可疑传染病患者应安置在单人隔离房间。

(5) 受医院条件限制，同种病原体感染的患者可安置于一室。

(6) 建筑布局应符合国家相关的规定。

二、建筑分区和隔离要求

(一) 医院建筑区域划分

根据患者获得感染危险性的程度，应将医院分为4个区域。具体病区的建筑分区和隔离要求详见《医院隔离技术规范》（WS/T 311—2009）。

(1) 低危险区域：包括行政管理区、教学区、图书馆、生活服务区等。

(2) 中等危险区域：包括普通门诊、普通病房等。

(3) 高危险区域：包括感染疾病科（门诊、病房）等。

(4) 极高危险区域：包括手术室、重症监护病房、器官移植病房等。

(二) 隔离要求

(1) 应明确服务流程，保证洁、污分开，防止因人员流程、物品流程交叉导致污染。

(2) 根据建筑分区的要求，同一等级分区的科室宜相对集中，高危险区的科室宜相对独立，宜与普通病区和生活区分开。

(3) 通风系统应区域化，防止区域间空气交叉污染。

(4) 应按照《医务人员手卫生规范》（WS/T 313—2009）的要求，配备合适的手卫生设施。

三、不同传播途径患者的隔离

(一) 接触隔离

【导学案例】

患者王某，64岁，因"意识不清6小时，呕吐"于2014年5月17日入院，入院后完善相关检查，诊断脑出血。急诊行左顶入路颅内血肿清除术，术后给予抗炎、刘症处理。6月3日，肺部感染，气管切开，痰培养结果示耐甲氧西林金黄色葡萄球菌（MRSA）感染，立即对患者给予接触隔离。

1. 基本原则

接触隔离适用于预防通过直接或间接接触患者或患者医疗环境而传播的感染源，如耐甲氧西林金黄色葡萄球菌（MRSA）、耐万古霉素肠球菌（VRE）、艰难梭菌、诺如病毒等。无论是疑似感染的患者，还是确诊感染的患者，或是定植的患者，都应隔离。

2. 患者安置

（1）应将患者安置于单人病房，条件受限时，应遵循以下原则：

① 优先安置容易传播感染的患者，以及大、小便失禁的患者。

② 将感染或定植相同病原体的患者安置在同一病房。

③ 将未感染或定植相同病原体的患者安置在同一病房时，应遵循以下原则：

a. 避免与感染后可能预后不良或容易传播感染的患者（如免疫功能不全、有开放性伤口或可能长期住院的患者）安置在同一病房。

b. 床间距应≥1 m，并拉上病床边的围帘。

c. 不论同一病房的患者是否都须采取接触隔离，在接触同一病房内的不同患者之间，都应更换个人防护装备及执行手卫生。

d. 设立隔离标识。

（2）门（急）诊应尽快将患者安置于检查室或分隔间。

3. 个人防护装备

1）手套

不论是接触患者完整的皮肤，还是接触环境表面（如医疗设备、床栏杆等），都应在进入房间/分隔间时戴手套。

2）隔离衣

（1）进入病房或分隔间时，应穿隔离衣，并于离开患者医疗环境前脱卸隔离衣及执行手卫生。

（2）脱卸隔离衣后，应确保衣服及皮肤不接触污染的环境表面。

4. 患者转运

（1）除非必要，应限制患者在病房外活动及转运。

（2）确需转运患者时，应覆盖患者的感染或定植部位。

（3）转运患者前，工作人员应执行手卫生并脱卸和丢弃受污染的个人防护装备。

（4）转运患者到达目的地后，医务人员应先穿戴干净的个人防护装备，再处置患者。

5. 医疗装置和仪器（设备）

（1）遵循标准预防的原则处理相关医疗装置和仪器（设备）。

（2）一般诊疗用品（如听诊器、血压计、体温计、压舌板、压脉带等）应专用，不能专用的医疗装置应在每一位患者使用前后进行清洁和消毒。

6. 环境

病房环境表面，尤其是频繁接触的物体表面（如床栏杆、床旁桌、卫生间、门把手）以及患者周围的物体表面，应经常清洁消毒，每班至少1次。

（二）空气隔离

【导学案例】

患者朱某，18岁，因发热、乏力3天，皮肤出疹1天余，于2016年12月14日15:00非急诊入院。急性起病，先是无明显诱因发热、乏力，1天后出现皮疹，皮疹先见于躯干，逐渐延及面部及四肢，痒。查体：轻度发热，皮疹呈斑疹、丘疹、水泡疹，水疱皮薄液清澈，触之软，皮疹呈向心性分布，主要集中在躯干，四肢及颜面少，手掌与足底无皮疹，血细胞分析 WBC 正常，分类 LYMPH, 45, 偏高。诊断：水痘，立即对患者给予空气隔离。

1. 基本原则

空气隔离适用于预防通过空气传播的感染源，如麻疹病毒、水痘病毒、结核分枝杆菌、播散性带状疱疹病毒，SARS-CoV（SARS冠状病毒）在特殊情况下也有可能。无论是疑似感染的患者，还是确诊感染的患者，或是定植的患者，都应隔离。

2. 患者安置

（1）将患者安置于负压病房。负压病房应达到以下要求：

① 空气交换≥6次/h（现存病房），或空气交换≥12次/h（新建或改建病房）。

② 病房空气可以直接排至室外，若排入邻近空间或空气循环系统，则应进行高效过滤。

③ 每日监测、记录负压值，并通过烟柱、飘带等的变化来肉眼观察压差。

④ 病房门应随时保持关闭。

（2）当负压病房不足时，应尽快将患者转送至有条件的医疗机构。

3. 门（急）诊

（1）应建立预检分诊制度，及时发现通过空气传播疾病的患者或疑似患者。

（2）应尽快将患者安置于负压病房，条件受限时，应指导患者戴外科口罩并安置于专用隔离诊室或引导至感染性疾病门诊。在患者离开房间后，应将房间空置至少1h。

（3）应指导患者戴外科口罩并遵守呼吸卫生（咳嗽）礼仪。在负压病房外，患者须持续戴外科口罩。

4. 人员限制

应尽可能安排具有特异性免疫的医务人员进入病房。

5. 个人防护用品

医务人员无论是否具有特异性免疫，当进入病房时，均应戴经过密合度测试的N95呼吸防护器或医用防护口罩。

6. 患者转运

（1）应尽量限制患者在病房外的活动及转运。

（2）确需转运时，应指导患者戴外科口罩，并遵守呼吸卫生（咳嗽）礼仪。

（3）应覆盖水痘或天花或结核性等皮肤损伤。

（三）飞沫隔离

【导学案例】

患者余某，女，因"发热、咳嗽2天"来发热门诊就诊。体温38.4℃，脉搏92次/min，呼吸22次/min。主诉发病前无明显诱因，于4天前去过家禽市场。立即对患者给予飞沫隔离，取咽拭子送检。

1. 基本原则

飞沫隔离适用于预防通过飞沫传播的感染源，如百日咳杆菌、流动病毒、腺病毒、鼻病毒、脑膜炎双球菌及A群链球菌（特别指使用抗菌药物治疗24h内）等，无论是疑似感染的患者，还是确诊感染的患者，或是定植的患者，都应隔离。

2. 患者安置

（1）应将患者安置在单人病房。条件受限时，应遵循如下原则：

① 优先安置重度咳嗽且有痰的患者。

② 将感染或定植相同感染源的患者安置在同一病房。

③ 当与其他不同感染源的患者安置在同一病房时，应遵循以下原则：

a. 避免与感染后可能预后不良或容易传播感染的患者（如免疫功能不全或可能长期住院的患者）安置在同一病房。

b. 床间距应≥1 m，并拉上病床边的围帘。

c. 不论同一病房的患者是否都需采取飞沫隔离，接触同一病房内不同患者之间，都应更换个人防护装备及执行手卫生。

（2）门（急）诊应尽快将患者安置在检查室或分隔间，并且建议患者遵循呼吸卫生（咳嗽）礼仪。

3. 个人防护装备

（1）进入病房或分隔间应戴医用外科口罩。

（2）密切接触患者时，除了戴防护口罩以外，不建议常规戴护目装备（如护目镜或防护面罩）。

（3）针对疑似或确诊SARS、禽流感或流感大流行的患者，应遵循最新感染控制指南。

4. 患者转运

（1）除非必要，应限制患者在病房外活动及转运。

（2）确需转运时，应指导患者戴医用外科口罩，并遵循呼吸卫生（咳嗽）礼仪。

（3）如果患者已戴口罩，负责转运患者的人员则不必戴口罩。

（四）保护性隔离

【导学案例】

患儿，2岁9个月，口唇苍白1个月，反复发热10天，咳嗽1天入院。入院后完善相关血液、骨髓检查，诊断急性淋巴细胞白血病。按CCLG ALL-2008方案中危组治疗，具体为柔红霉素、环磷酰胺、甲氨蝶呤等药物治疗。第12周复查血液、骨髓检查：呈骨髓抑制状态；给予患儿保护性隔离。

1. 基本原则

保护性隔离适于将异体干细胞移植患者、骨髓抑制患者、小儿患者、老年患者等安置在保护性病房，以减少患者对环境中真菌（如曲霉菌属）的暴露。

2. 环境管理

（1）环境控制。

① 病房送风应经过高效过滤。

② 病房空气应定向流动，从房间的一侧送风，穿过病床，从房间的对侧排风。

③ 病房正压差应达到2.5 Pa以上，每日应通过烟柱、飘带等的变化来肉眼观察压差。

④ 病房应有良好的密封性。

⑤ 空气交换≥12次/h。

（2）物体表面应光滑、无孔，易于擦洗。日常应湿式清洁。

（3）走廊和病房不应铺设地毯。

（4）病房内禁止摆放干花、鲜花、盆栽植物。

3. 患者管理

尽可能缩短患者在保护性病房外的逗留时间。

4. 个人防护装备

患者离开保护性病房时，如果病情允许，应为患者提供呼吸防护（如医用防护口罩）。

5. 隔离措施

（1）对所有患者采取标准预防。

（2）按照疾病的传播途径采取飞沫和接触预防。对病毒性感染患者采取的基于传播途径的预防期限应适当延长。

（3）如果患者没有疑似感染或确诊感染，或者按照标准预防的原则没有使用指征，则不需要采取屏障（如口罩、隔离衣、手套）预防。

（4）如果需要保护性隔离的患者感染了需要空气隔离的疾病（如肺结核、喉结核、水痘—带状疱疹急性期），则应执行空气隔离措施。

① 保护性病房应保持正压。

② 在病房与走廊之间应设置缓冲间。病房空气应有独立的排风管道，如果回风，则管道中应放置高效空气过滤器。

③ 如果没有缓冲间，则应将患者置于负压病室，并使用便携式工业空气过滤器，以加强对真菌孢子的过滤。

第六节 常用消毒灭菌方法

【学习目标】

（1）了解常见的三种物理消毒灭菌法及注意事项。

（2）掌握含氯消毒剂、含碘消毒剂、醇类消毒剂的作用及注意事项。

（3）了解戊二醛和过氧乙酸消毒剂的作用及注意事项。

（4）掌握常用诊疗器械的消毒方法。

（5）掌握普通疗区地面、物体表面的消毒方法。

（6）了解感染高风险部门地面、物体表面的消毒方法。

常用的消毒灭菌方法有两大类，即物理消毒灭菌法和化学消毒灭菌法。物理消毒灭菌法是利用物理因素（如热力、辐射、过滤等）将微生物清除或杀灭的方法。化学消毒灭菌法是采用各种化学物品来清除或杀灭微生物的方法。

一、常用物理消毒灭菌法

（一）压力蒸汽灭菌

压力蒸汽灭菌是热力消毒灭菌法中效果最好的一种方法，在临床应用广泛，常用于耐高温、耐高压、耐潮湿物品的灭菌，如金属、玻璃、橡胶、搪瓷、敷料等的灭菌，不能用于凡士林等油类和滑石粉等粉剂的灭菌。根据排放冷空气的方式和程度的不同，压力蒸汽灭菌分为下排气式压力蒸汽灭菌、预真空压力蒸汽灭菌和快速压力蒸汽灭菌。

1. 下排气式压力蒸汽灭菌

下排气式压力蒸汽灭菌是利用重力置换的原理，使热蒸汽在灭菌器中从上而下将冷空气由下排气孔排出,全部由饱和蒸汽取代,利用蒸汽释放的潜热(指1 g 100 ℃的水蒸气变成1 g 100 ℃的水时所释放的热能,为2 255 J)使物品达到灭菌。当压力达到102.9 kPa (1.05 kg/cm^2)时,温度可达121 ℃,维持20~30 min即可达到灭菌的目的。常用方法有手提式压力蒸汽灭菌器灭菌法和卧式压力蒸汽灭菌器灭菌法。

2. 预真空压力蒸汽灭菌

预真空压力蒸汽灭菌是利用机械抽真空的方法,使灭菌柜室内形成2.0~2.7 kPa的负压,蒸汽得以迅速穿透到物品内部进行灭菌。当蒸汽压力达到205.8 kPa(2.1 kg/cm^2)时,温度可达132 ℃(或以上),维持5~10 min即可灭菌。预真空压力蒸汽灭菌可以分为预真空法和脉动真空法,后者因多次抽真空,灭菌效果更可靠。

3. 快速压力蒸汽灭菌

快速压力蒸汽灭菌适用于对器械的快速灭菌,其灭菌器可分为下排气、预真空和正压排气,灭菌时间和温度与灭菌器种类、物品是否充分裸露、是否带孔有关,见表5-8。

表5-8 快速压力蒸汽灭菌(132 ℃)裸露物品所需最短时间

物品种类	灭菌时间/min		
	下排气	预真空	正压排气
不带孔物品	3	3	3
带孔物品	10	4	3
不带孔+带孔物品	10	4	3

4. 注意事项

(1) 清洗干燥:器械或物品灭菌前,必须清洗干净并擦干或晾干。

(2) 物品包装合适,装载重量适当:采用下排气式压力蒸汽灭菌的物品,其体积应不超过30 cm×30 cm×25 cm,装载重量不得超过柜室容量的80%;采用预真空压力蒸汽灭菌的物品,其体积应不超过30 cm×30 cm×50 cm,装载重量不小于柜室容量的10%,但不得超过其90%。

(3) 灭菌包放置合理:各包之间留有空隙,布类物品放于金属、搪瓷类物品之上;盛装物品的容器若有孔,应将容器孔打开,以利于蒸汽进入,待消毒完毕,应关闭容器孔。

(4) 尽量排除灭菌器内的冷空气:每日检测1次空气排除的效果。

(5) 控制加热速度,随时观察压力及温度:灭菌时间是从柜室达到要求的温度时算起,灭菌时加热速度不宜过快,温度上升与物品内部温度的上升趋向应一致;观察灭菌器指示的压力,在灭菌器排气口内安装温度计,当温度达到要求时,开始计算灭菌时间。

(6) 灭菌后处理:灭菌物品待干燥后才能取出进行分类放置并做醒目标志;检查灭菌包装,若灭菌不彻底或有可疑污染(如破损、湿包、有明显水渍等),则不作无菌包使用。

(7) 注意安全操作:操作人员要经过专门训练,合格后才能上岗;严格遵守操作规程;定期对灭菌设备进行检查、维修。

(8) 定期监测灭菌效果:主要有化学监测法和生物监测法。化学监测法是利用化学指示卡(或化学指示胶带)在121 ℃、20 min(或130 ℃、4 min)后的颜色或性状的改变来判定灭菌是否合格。生物监测法主要是利用对热耐受较强的非致病性嗜热脂肪杆菌芽胞作为指示剂，待灭菌完毕，取出含嗜热脂肪杆菌芽胞的菌纸片培养，如果全部菌片均无细菌生长，则表明灭菌合格。

（二）紫外线照射消毒

紫外线可以杀灭多种微生物，包括杆菌、病毒、真菌、细菌繁殖体、芽胞等，其主要杀菌机制为：

（1）作用于微生物的 DNA，使菌体 DNA 失去转换能力而死亡。

（2）破坏菌体蛋白质中的氨基酸，使菌体蛋白质光解变性。

（3）降低菌体内氧化酶的活性。

（4）使空气中的氧电离，产生具有极强杀菌作用的臭氧。

由于紫外线辐射能力低，穿透力弱，因此主要适用于空气、物品表面和液体的消毒。

紫外线灯管是人工制造的低压泵石英灯管，通电后，汞气化放电，产生波长为 253.7 nm 的紫外线。常用的紫外线灯管有 15 W、20 W、30 W、40 W 四种。

紫外线消毒器是采用臭氧紫外线杀菌灯制成的，主要分为紫外线空气消毒器、紫外线表面消毒器、紫外线消毒箱。

1. 消毒方法

（1）用于空气消毒，首选紫外线空气消毒器，不但消毒效果可靠，而且可以在室内有人时使用。此外，还可以用紫外线灯管消毒法，每 10 m² 安装 30 W 紫外线灯管一支，有效距离不超过 2 m，消毒时间为 30~60 min。

（2）用于物品表面消毒，有效距离为 25~60 cm。消毒时，将物品摊开或挂起，使其充分暴露，以受到直接照射，消毒时间为 20~30 min。

（3）用于液体消毒，可以采用水内照射法或水外照射法，水层厚度应小于 2 cm，并根据紫外线的辐照强度来确定水流速度。

2. 注意事项

（1）保持灯管清洁：每周 2 次用无水乙醇棉球轻轻擦拭，以除去灰尘和污垢。

（2）消毒条件：紫外线消毒的适宜温度为 20~40 ℃，相对湿度为 40%~60%。

（3）消毒时间：紫外线的消毒时间须从灯亮 5~7 min 后开始计时；关灯后如果再开启，则应间歇 3~4 min。照射完毕后，应开窗通风。

（4）做好记录：记录使用时间。若使用时间超过 1 000 h，就要更换灯管。

（5）加强防护：紫外线对于人眼和皮肤有刺激作用，若须直接照射 30 s，则应戴防护镜、穿防护衣。

（6）定期检测灭菌效果：紫外线灯在使用过程中，由于其辐射强度逐渐降低，故应定时检测，以保证灯管照射强度不低于 70 μW/cm²。测定紫外线消毒强度的主要方法有物理监测法、化学监测法、生物检测法。

物理监测法是开启紫外线灯 5 min 后，将紫外线辐照计置于所测紫外线灯下正中垂直 1 m 处，仪表稳定后所示结果即为该灯管的辐照强度值；化学监测法是开启紫外线灯 5 min 后，将紫外线灯强度辐射指示卡置于紫外线灯下正中垂直 1 m 处，照射 1 min 后，判断辐射强度；生物监测法主要通过对空气、物品表面的采样，检测细菌菌落数，以判断其消毒效果，一般每月一次。

(三) 臭氧灭菌消毒

臭氧常温下为强氧化气体，稳定性极差，易爆炸，主要依靠其强大的氧化作用光谱杀菌，可杀灭细菌繁殖体、病毒、芽胞、真菌，并可破坏肉毒杆菌毒素。

1. 消毒方法

臭氧灭菌灯内装有臭氧发生管，通电后能将空气中的氧气转换成高纯臭氧，主要用于空气、医院污水、诊疗用水及物品表面的消毒。

2. 注意事项

（1）臭氧对人体有毒，国家规定大气中的臭氧浓度不能超过 $0.2\ mg/m^3$。

（2）臭氧具有强氧化性，可损坏多种物品，且浓度越高对物品的损坏越重。

（3）温度、湿度、有机物、水的浑浊度、pH等多种因素可影响臭氧的杀菌作用。

（4）空气消毒时，人员必须离开，待消毒结束 20~30 min 后，方可进入。

二、常用化学消毒剂和化学消毒法

(一) 含氯消毒剂

1. 适用范围

含氯消毒剂适用于物品、物体表面、分泌物、排泄物等的消毒。

2. 使用方法

1) 消毒液配制

根据产品的有效氯含量，按稀释定律，用蒸馏水稀释成所需浓度。例如，有效氯含量为 250 mg/片，若配制使用浓度为 2 000 mg/L 的消毒溶液，则取 8 片溶于 1 000 mL 水中，充分混匀即得；若配制浓度为 500 mg/L 的消毒溶液，则取 2 片溶于 1 000 mL 水中，充分混匀即得。具体计算方法参照过氧乙酸消毒液浓度的计算公式。

2) 消毒方法

（1）浸泡法。将待消毒的物品浸没于装有含氯消毒剂溶液的容器中，加盖。对细菌繁殖体污染物品的消毒，用含有效氯 500 mg/L 的消毒液浸泡，作用时间 >10 min，对经血传播病原体、分支杆菌和细菌芽孢污染物品的消毒，用含有效氯 2 000~5 000 mg/L 消毒液浸泡，作用时间 >30 min。

（2）擦拭法。大件物品或其他不能用浸泡法消毒的物品用擦拭消毒，消毒所用的浓度和作用时间与浸泡法相同。

（3）喷洒法。对一般污染的物品表面，用含有效氯 400~700 mg/L 的消毒液均匀喷洒，作用 10~30 min；对经血传播病原体、结核杆菌等污染表面的消毒，用含有效氯 2 000 mg/L 的消毒液均匀喷洒，作用时间 >1 h。喷洒后，有强烈的刺激性气味，人员应离开现场。

（4）干粉消毒法。对分泌物、排泄物的消毒，将含氯消毒剂干粉加入分泌物、排泄物中，使有效氯含量达到 10 000 mg/L，搅拌后作用时间 >2 h；对医院污水的消毒，用干粉按有效氯 50 mg/L 用量加入污水中，并搅拌均匀，作用 2 h 后排放。

3. 注意事项

（1）粉剂应于阴凉处避光、防潮、密封保存；水剂应于阴凉处避光、密闭保存。使用液应现配现用，使用时限 ≤24 h。

（2）配制漂白粉等粉剂溶液时，应戴口罩、手套。

(3) 未加防锈剂的含氯消毒剂对金属有腐蚀性，不应做金属器械的消毒。加防锈剂的含氯消毒剂对金属器械消毒后，应用无菌蒸馏水冲洗干净，干燥后使用。

(4) 对织物有腐蚀和漂白作用，不适用于对有色织物的消毒。

(二) 含碘类消毒剂——碘伏

1. 适用范围

碘伏适用于手、皮肤、黏膜及伤口的消毒。

2. 使用方法

1) 消毒液配制

冲洗黏膜时，根据有效碘含量用灭菌蒸馏水或纯化水，按照稀释定律，将碘伏稀释成所需浓度。具体计算方法及配制步骤按《医疗机构消毒技术规范》（WS/T 367—2012）中的常用消毒与灭菌方法进行。

2) 消毒方法

(1) 擦拭法。皮肤、黏膜擦拭消毒，用浸有碘伏消毒液原液的无菌棉球或其他替代物品擦拭被消毒部位。外科手消毒用碘伏消毒液原液擦拭揉搓作用至少 3 min。手术部位的皮肤消毒，用碘伏消毒液原液局部擦拭 2~3 遍，作用至少 2 min。注射部位的皮肤消毒，用碘伏消毒液原液局部擦拭 2 遍，作用时间遵循产品的使用说明。口腔黏膜及创面消毒，用含有效碘 1 000~2 000 mg/L 的碘伏擦拭，作用 3~5 min。

(2) 冲洗法。对阴道黏膜创面的消毒，用含有效碘 500 mg/L 的碘伏冲洗，作用到使用产品的规定时间。

3. 注意事项

(1) 应置于阴凉处避光、防潮、密封保存。

(2) 含乙醇的碘制剂消毒液不适用于黏膜和伤口的消毒。

(3) 碘伏对二价金属制品有腐蚀性，不应做相应金属制品的消毒。

(4) 碘过敏者慎用。

(三) 含碘类消毒剂——碘酊

1. 适用范围

碘酊适用于注射及手术部位皮肤的消毒。

2. 使用方法

使用碘酊原液直接涂擦注射及手术部位皮肤 2 遍以上，作用 1~3 min，待稍干后，用 70%~80%（体积比）乙醇脱碘。

3. 注意事项

(1) 不适用于破损皮肤、眼及口腔黏膜的消毒。

(2) 不适用于碘酊过敏者；过敏体质者慎用。

(3) 应置于阴凉处避光、防潮、密封保存。

(四) 醇类消毒剂（含乙醇、异丙醇、正丙醇或两种成分的复方制剂）

1. 适用范围

醇类消毒剂适用于手、皮肤、物体表面及诊疗器具的消毒。

2. 使用方法

(1) 手消毒。使用符合国家有关规定的含醇类手消毒剂，手消毒方法遵循《医务人员手卫生规范》(WS/T 313—2009)的要求。

(2) 皮肤消毒。使用70%~80%(体积比)乙醇溶液擦拭皮肤2遍,作用3 min。

(3) 物体表面的消毒。使用70%~80%(体积比)乙醇溶液擦拭物体表面2遍,作用3 min。

(4) 诊疗器具的消毒。将待消毒的物品浸没于装有70%~80%(体积比)的乙醇溶液中消毒,作用时间≥30 min,加盖;或进行表面擦拭消毒。

3. 注意事项

(1) 醇类易燃,不应有明火。

(2) 不应用于被血、脓、粪便等有机物严重污染表面的消毒。

(3) 用后应盖紧,密闭,置于阴凉处保存。

(4) 醇类过敏者慎用。

(五) 戊二醛

1. 适用范围

戊二醛适用于不耐热诊疗器械、器具与物品的浸泡消毒与灭菌。

2. 使用方法

(1) 诊疗器械、器具与物品的消毒与灭菌,将洗净、干燥的诊疗器械、器具与物品放入2%的碱性戊二醛中完全浸没,并去除器械表面的气泡,容器加盖,温度为20~25 ℃,消毒作用到产品使用说明的规定时间,灭菌作用10 h。采用无菌方式取出后,用无菌水反复冲洗干净,再用无菌纱布擦干后使用。其他戊二醛制剂的用法遵循卫生行政部门或国家相关规定进行。

(2) 用于内镜的消毒或灭菌应遵循国家有关要求。

3. 注意事项

(1) 诊疗器械、器具与物品在消毒前应彻底清洗、干燥。新启用的诊疗器械、器具与物品应先除去油污及保护膜,再用清洁剂清洗,以去除油脂,干燥后及时消毒或灭菌。

(2) 戊二醛对人有毒性,应在通风良好的环境中使用。对皮肤和黏膜有刺激性,使用时应注意个人防护。若不慎接触,应立即用清水连续冲洗干净,必要时就医。

(3) 戊二醛不应用于物体表面的擦拭或喷雾消毒、室内空气消毒、手和皮肤黏膜的消毒。

(4) 使用强化酸性戊二醛前,应先加入pH调节剂(碳酸氢钠),再加防锈剂(亚硝酸盐),充分混匀。

(5) 用于浸泡灭菌的容器,应洁净、密闭,使用前应先经灭菌处理。

(6) 在20~25 ℃温度条件下,加入pH调节剂和亚硝酸钠后的戊二醛溶液连续使用时间应≤14天。

(7) 应确保使用中的戊二醛浓度符合产品使用说明的要求。

(8) 戊二醛应密封、避光,置于阴凉、干燥、通风的环境中保存。

(六) 过氧乙酸

1. 适用范围

过氧乙酸适用于耐腐蚀物品、环境、室内空气等的消毒。专用机械消毒设备适用于内镜的灭菌。

2. 使用方法

1) 消毒液配制

对二元包装的过氧乙酸，在使用前应按产品使用说明书要求将 A 液、B 液混合，并放置所需时间（一般为 12~24 h）。根据有效成分含量按容量稀释公式 $C_1 \times V_1 = C_2 \times V_2$，$C_1$ 和 V_1 分别为过氧乙酸原液的浓度和体积，C_2 和 V_2 为配制过氧乙酸使用液的浓度和体积，用蒸馏水将过氧乙酸稀释成所需浓度。计算方法及配制步骤为：

(1) 计算所需过氧乙酸原液的体积（V_1）：
$$V_1 = (C_2 \times V_2)/C_1$$

(2) 计算所需蒸馏水的体积（V_3）：
$$V_3 = V_2 - V_1$$

(3) 取过氧乙酸原液 V_1（mL），加入蒸馏水 V_3（mL），混匀。

2) 消毒方法

(1) 浸泡法。将待消毒的物品浸没于装有过氧乙酸的容器中，加盖。对一般物体表面的消毒采用 0.1%~0.2%（1 000~2 000mg/L）过氧乙酸溶液浸泡 30 min；对耐腐蚀医疗器械的高水平消毒采用 0.5%（5 000 mg/L）过氧乙酸冲洗作用 10 min，用无菌方法取出后采用无菌水冲洗干净，用无菌巾擦干后使用。

(2) 擦拭法。大件物品或其他不能用浸泡法消毒的物品用擦拭法消毒。消毒使用的浓度和作用时间与浸泡法相同。

(3) 喷洒法。用于环境消毒时，用 0.2%~0.4%（2 000~4 000 mg/L）过氧乙酸溶液喷洒，作用 30~60 min。

(4) 喷雾法。采用电动超低容量喷雾器，使用 5 000 mg/L 过氧乙酸溶液，按照 20~30 mL/m^3 的用量进行喷雾消毒，作用 1 h。

(5) 熏蒸法。使用 15% 过氧乙酸（7 mL/m^3）加热蒸发，相对湿度为 60%~80%、室温熏蒸 2 h。

(6) 使用以过氧乙酸为灭菌剂的专用机械消毒设备灭菌内镜时，应遵循卫生部消毒产品卫生许可批件的适用范围及操作方法。

3. 注意事项

(1) 过氧乙酸不稳定，应贮存于通风阴凉处，远离可燃物质。使用前，应测定有效含量，原液浓度低于 12% 时，应不使用。

(2) 稀释液应现用现配，使用时限≤24 h。

(3) 过氧乙酸对多种金属和织物有很强的腐蚀性和漂白作用，金属制品与织物经浸泡消毒后，及时用符合要求的水冲洗干净。

(4) 接触过氧乙酸时，应采取防护措施；若不慎溅入眼中或皮肤上，应立即用大量清水冲洗。

(5) 空气熏蒸消毒时，室内不应有人。

三、临床常用诊疗器械物品消毒方法

（一）消毒、灭菌方法的选择原则

根据物品污染后导致感染的风险高低选择相应的消毒或灭菌方法。

(1) 高度危险性物品：应采用灭菌方法处理。

(2) 中度危险性物品：应采用达到中水平消毒以上效果的消毒方法。

（3）低度危险性物品：宜采用低水平消毒方法，或做清洁处理；遇有病原微生物污染时，应针对所污染病原微生物的种类选择有效的消毒方法。

（二）医疗器械分类

根据医疗器械污染后使用所致感染的危险性大小及在患者使用之间的消毒或灭菌要求，将医疗器械分为三类，即高度危险性物品、中度危险性物品和低度危险性物品。

1. 高度危险性物品

高度危险性物品是进入人体无菌组织、器官、脉管系统，或有无菌体液从中流过的物品或接触破损皮肤、破损黏膜的物品，一旦被微生物污染，将具有极高感染风险，如手术器械、穿刺针、腹腔镜、活检钳、心脏导管、植入物等。

2. 中度危险性物品

中度危险性物品是与完整黏膜相接触，而不进入人体无菌组织、器官和血流，也不接触破损皮肤、破损黏膜的物品，如胃肠道内镜、气管镜、喉镜、肛表、口表、呼吸机管道、麻醉机管道、压舌板、肛门直肠压力测量导管等。

3. 低度危险性物品

低度危险性物品是与完整皮肤接触而不与黏膜接触的器材。例如，听诊器、血压计袖带等；病床围栏、床面以及床头柜、被褥；墙面、地面；痰盂（杯）和便器等。

（三）临床常用诊疗器械物品消毒方法

临床常用诊疗器械物品的消毒方法如表5-9所示。

表5-9 临床常用诊疗器械物品的消毒方法

分类	诊疗用物	消毒方法
高度危险性物品	手术器械、敷料	压力灭菌、低温灭菌、干热灭菌（特殊物品如植入物、动力工具等，应遵循器械公司提供的灭菌方法与参数）
中度危险性物品	口腔护理用具、会阴护理用具	压力灭菌
	氧气湿化瓶、螺纹管及配件	清洗消毒机，含氯消毒剂浸泡（2 000 mg/L或500 mg/L）
	体温计	含氯消毒剂浸泡（2 000 mg/L或500 mg/L）
	面罩、复苏气囊	清洗消毒机或压力灭菌
低度危险性物品	血压计袖带	含氯消毒剂浸泡（500 mg/L）
	听诊器、监护仪等仪器设备	含氯消毒剂擦拭（500 mg/L）
	患者毛巾、面盆、餐饮具	含氯消毒剂擦拭（500 mg/L）
	床单元（床栏、床头柜）	湿式或含氯消毒剂擦拭（500 mg/L）
	床单、被罩、枕套	清洗消毒机（洗衣机）
	被芯、枕芯、褥子、床垫、隔帘	床单元消毒机或阳光曝晒

四、地面与物体表面的清洁与消毒

（一）普通病区

1. 地面的清洁与消毒

地面无明显污染时，采用湿式清洁。当地面受到患者血液、体液等明显污染时，应先用吸湿材料去除可见污染物，再清洁和消毒。

2. 物体表面的清洁与消毒

室内用品（如桌子、椅子、凳子、床头柜等）的表面无明显污染时，采用湿式清洁。当受到明显污染时，先用吸湿材料去除可见污染物，再清洁和消毒。

(二) 感染高风险的部门

感染高风险的部门（如手术部（室）、产房、导管室、洁净病房、骨髓移植病房、器官移植病房、重症监护病房、新生儿室、血液透析病房、烧伤病房、感染疾病科、口腔科、检验科、急诊等病房与部门）的地面与物体表面，应保持清洁、干燥，每天进行消毒；遇明显污染时，应随时去污、清洁与消毒。地面消毒采用 400~700 mg/L 有效氯的含氯消毒液擦拭，作用 30 min。物体表面消毒方法与地面消毒方法相同，或采用 1 000~2 000 mg/L 季铵盐类消毒液擦拭。

思 考 题

1. 标准预防的措施包括哪些？
2. 接触隔离的措施包括哪些？
3. 含氯消毒剂、碘伏、酒精的作用与注意事项有哪些？
4. 医疗废物分几类？怎样分类处理？
5. 使用化疗药物的安全防护措施有哪些？

第六章

护理实习生生产实习的安全教育

医院是提供医疗服务、救死扶伤、保障人民健康且具有公益性的卫生事业单位。护理实习生进入医院生产实习，就成为医院的临时一员，其言行在不同程度代表着实习医院。护理实习生要遵守医院的各项规章制度，保护公共财物，防火防盗，并注意自身人身安全。

第一节 护理实习生实习期间的安全意识及行为

医院是诊疗疾病的场所，有害物质、致病因素多，就医人群及其家属的年龄、民族、文化程度、信仰、治疗需求与期望等不尽相同，发生安全事件和突发状况的高危因素多且复杂，护理实习生在医院工作期间应重视并加强安全知识学习。

一、重视医院组织的岗前培训

（1）护理实习生在真正进入临床科室工作前，均应参加由实习医院安排的岗前培训课程。这些课程的内容涉及相关法律法规、医院规章制度和各项要求、患者权利和义务、以及护患沟通的技巧等。

（2）护理实习生应尽快熟悉实习医院的工作环境，了解护理工作相关科室（如检验科、CT室、彩超室、药局等）的位置。

（3）护理实习生应逐步熟悉实习医院的相关护理工作流程。在实习期间，护理实习生应先易后难地逐渐进行各项护理工作，了解取药流程、晨（晚）间护理流程、陪检流程、入（出）院流程、送检流程等。

二、牢牢树立语言和行为安全意识

1. 言语失误易引起纠纷

在医院工作期间，患者及家属因急于了解或求证病情的严重程度、治疗手段是否有效等，会反复咨询医生、护士。如果获取的信息前后不符合，就可能引起患者及家属的不满，也极易引起医务人员之间的矛盾。当护理实习生遇到这种情况时，应先表明身份，"对不起，我是学生，同样对这些不是很了解"；然后，可引导患者去咨询主管医生、护士，"我可以帮助您找到您的管床医生或责任护士，请他们来帮助您"。

2. 泄露病情或隐私极易引起纠纷

护理实习生在实习期间，遇到恶性肿瘤、传染病、性病、未婚先孕等涉及患者隐私或需保护患者的情形时，不应随意询问或陈述交代病情，也不应在护士站、医生办等场所公开讨

论病情。一旦发生，极易导致治疗失败或引起纠纷。

3. 操作失误易引起患者不满，引起投诉

护理实习生在进入科室之初，切忌急切进行各项护理操作，应多与患者聊天交流，取得患者的信任。护理实习生应选择情绪稳定、态度和善的患者，在患者允许的前提下，在带教老师的指导下练习操作。如果操作失误，应真诚道歉，且不要进行第二次操作，应及时转给带教老师来完成补救。

三、不可忽视的护患沟通

1. 沟通需热情，使用敬语

护理实习生应尊重、平等对待患者，摆脱"医家至上，病家求治"的传统观念，理解疾病给患者带来躯体上的、精神上的、经济上的压力，同情患者所受的痛苦。

2. 护患沟通中应做到"四多"

多几声问候，让患者感到温暖；多几句解释，让患者感到舒心；多几回巡视，让患者感到放心；多几次帮助，让患者感到满意。良好的沟通、护患之间坦诚的态度，均可以有效避免纠纷发生，且即便发生纠纷，这也是妥善协商解决纠纷的基础。

四、正确处理护患纠纷，避免事态恶化

（一）突发状况

某医院外科病房，患者袁××，术后返病房后，由于责任护士在巡视时未及时发现输液外渗所致手臂肿胀，引起患者不满。术后第一日，患者袁××不顾身体状况，大闹护士工作站，砸了护士站的计算机，嚷着要到卫计委、市政府曝光。事件发生后，护士长于第一时间一键报警，疏散责任护士就近退至所管病房内；本人与另一名护士退至治疗室，在稍远处看护患者，上报科主任、护理部、医患办，电话请求主管医生陪护患者身旁。医院保卫科、值班民警迅速到达现场，各方到场后与患者协商解决问题。

处理办法：

（1）保护其他患者和工作人员的人身安全。

（2）及时请求援助并上报相关部门。

（3）纠纷主管部门（医患办），或责任人的主要上级（护士长或护理部）主持协商过程。在本案例中，因患者对全科护理人员不满，所以护理部主持了与患者的沟通；如果在其他案例中只对当事人不满，则可以由护士长主持协商。

（二）医闹行为

患者厉××，脑出血20天，意识昏迷，因病情需要留置胃管。在进行留置胃管操作时，第一次未成功置入，遂第二次置入，缓慢插入胃管至咽喉部时，患者突发心跳骤停，立即予以抢救，但未成功，患者死亡。患者死亡后，家属聚众大闹该疗区，拒不移走尸体，并在病区走廊摆放花圈，致使该疗区无法维持正常医疗秩序。在抢救期间，值班医生、护士意识到家属的不满情绪，科主任和护士长即上报医务科护理部，并逐级上报至分管院长；科室同时通知保卫科到达科室现场，防止医务人员的人身安全受到伤害，并在家属聚众大闹时，及时报警。后来，在警方干预下，家属移走尸体和花圈，通过正当法律途径提出诉求。

处理办法：
（1）如果发生意外，应立即予以抢救（补救），尽量减少患者伤害。
（2）如果发现患者或家属有不满情绪和行为的表现，要立即报告带教老师和值班医生，并逐级上报。
（3）如果发生了矛盾，应先避免矛盾双方肢体接触，降低矛盾激化的可能；离开事件发生现场，减小社会影响，维持正常医疗秩序。
（4）遇到医闹行为，应当机立断报警，寻求法律帮助。

第二节　医院的安全保卫

医院是人口聚集的特殊服务性公共场所，公共设施多、仪器设备集中、用电负荷大；医院内人群特殊，患者的财物防范意识和能力弱；医务人员注意力集中，对治疗护理之外的事情关注少。所以，医院是安全事件和违法犯罪分子作案的高风险场所。医院保卫科是全院安全保卫工作的负责科室。

一、安全保卫

（1）凡在病房内发生辱骂他人、打架斗殴、酗酒闹事、影响医院正常工作等事件，应立即通知保卫科，由保卫科采取强制措施，保障安全。
（2）严禁在病房聚众喝酒、喧哗、赌博等行为。一经发现，应及时报告带教老师予以劝诫。如果劝诫无效，应立即通知保卫科。
（3）病区应严格遵守探视时间，并每日提醒患者家属，保管好自己财物。每日夜班护士须按时清退来探望的家属，按时锁好病区大门，避免出现安全问题，在节假日更应提高警惕。
（4）如果在病区内发现发放传单、医托等可疑人员，应立即电话通知保卫科。
（5）护理实习生进入临床实习，要熟记保卫科、电工班、水暖班的电话号码，一旦发生突发事件，应在第一时间快速通知相关科室。

二、消防安全

（1）病区内严禁使用明火、电炉、取暖器等电器设备。
（2）医院内各处均严禁吸烟，医院大楼外设有吸烟处。
（3）使用易燃、易爆物品时，要严格执行操作规程。
（4）在无火警的情况下，任何人不得擅自动用各科室的备用消防器材。
（5）保持疏散通道、安全出口畅通，严禁占用疏散通道，严禁在安全出口或疏散通道安装栅栏等影响疏散的障碍物。
（6）防火工作人人有责，护理实习生应具备以下消防能力：
① 具有检查、消除火灾隐患的能力。
② 具有扑灭初级火灾的能力。
③ 具有组织、引导人员疏散逃生的能力。
④ 具有消防安全知识宣传、教育、培训的能力。

(7) 护理实习生应会使用干粉灭火器。使用干粉灭火器的步骤如下：
步骤1：使用前，颠倒摇晃几次，使内容物混匀，并拔掉铅封。（图6-1）
步骤2：拔掉保险销。（图6-2）

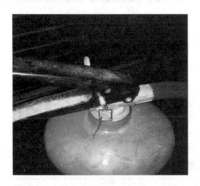

图6-1　使用干粉灭火器（步骤1）

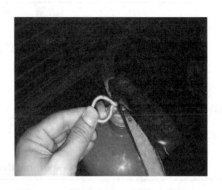

图6-2　使用干粉灭火器（步骤2）

步骤3：左手握住喷管。（图6-3）
步骤4：右手提着压把。（图6-4）

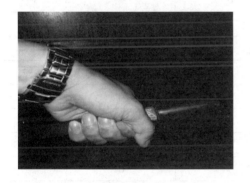

图6-3　使用干粉灭火器（步骤3）

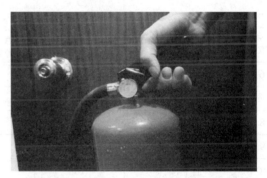

图6-4　使用干粉灭火器（步骤4）

步骤5：在距离火焰2 m的地方，右手用力压下压把，左手拿着喷管左右摇摆、喷射干粉覆盖燃烧区，直至把火全部扑灭。（图6-5）

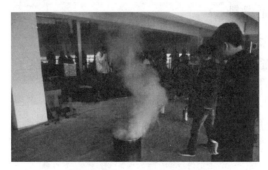

图6-5　使用干粉灭火器（步骤5）

附　录

附录 A　Barthel 指数评定

一、Barthel 指数评定量表

Barthel 指数评定量表见表 A-1。

表 A-1　Barthel 指数评定量表

序号	项目	完全独立	需部分帮助	需极大帮助	完全依赖
1	进食	10	5	0	—
2	洗澡	5	0	—	—
3	修饰	5	0	—	—
4	穿衣	10	5	0	—
5	控制大便	10	5	0	—
6	控制小便	10	5	0	—
7	如厕	10	5	0	—
8	床椅转移	15	10	5	0
9	平地行走	15	10	5	0
10	上下楼梯	10	5	0	—

Barthel 指数总分：_____ 分

注：根据患者的实际情况，在每个项目对应的得分上画"√"。

二、Barthel 指数评定细则

1. 进食

进食是指用合适的餐具将食物由容器送到口中，包括用筷子（勺子或叉子）取食物、对碗（碟）的把持、咀嚼、吞咽的过程。

2. 洗澡

5 分：准备好洗澡水后，能独立完成洗澡过程。

0 分：在洗澡过程中，需他人帮助。

3. 修饰

修饰包括洗脸、刷牙、梳头、刮脸等。

5 分：能独立完成。

0 分：需他人帮助。

4. 穿衣

穿衣包括穿（脱）衣服、系扣子、拉拉链、穿（脱）鞋袜、系鞋带等。

10 分：能独立完成。

5 分：需部分帮助。

0 分：需极大帮助或完全依赖他人。

5. 控制大便

10 分：能控制大便。

5 分：偶尔失控，或需要他人提示。

0 分：完全失控。

6. 控制小便

10 分：能控制小便。

5 分：偶尔失控，或需要他人提示。

0 分：完全失控，或留置导尿管。

7. 如厕

如厕包括去厕所、解开衣裤、擦净、整理衣裤、冲水等过程。

10 分：能独立完成。

5 分：需部分帮助。

0 分：需极大帮助或完全依赖他人。

8. 床椅转移

15 分：能独立完成。

10 分：需部分帮助。

5 分：需极大帮助。

0 分：完全依赖他人。

9. 平地行走

15 分：能独立在平地上行走 45 m。

10 分：需部分帮助。

5 分：需极大帮助。

0 分：完全依赖他人。

10. 上下楼梯

10 分：能独立上下楼梯。

5 分：需部分帮助。

0 分：需极大帮助或完全依赖他人。

附录 B 自理能力分级

一、分级依据

采用 Barthel 指数评定量表（表 A-1）对患者的日常生活活动进行评定，并根据 Barthel 指数的总分来确定其自理能力等级。

二、分级

对进食、洗澡、修饰、穿衣、控制大便、控制小便、如厕、床椅转移、平地行走、上下楼梯 10 个项目进行评定，将各项得分相加即为总分。根据总分，将自理能力划分为四个等级（表 B-1）：重度依赖、中度依赖、轻度依赖和无需依赖。

表 B-1 自理能力分级

自理能力等级	等级划分标准	需要照护程度
重度依赖	总分≤40 分	全部需要他人照护
中度依赖	总分为 41~60 分	大部分需他人照护
轻度依赖	总分为 61~99 分	少部分需他人照护
无需依赖	总分为 100 分	无需他人照护

附录 C 护士条例

《护士条例》是于 2008 年 1 月 23 日国务院第 206 次常务会议通过，自 2008 年 5 月 12 日起施行的条例法规。此条例共六章三十五条。此条例的制定旨在维护护士的合法权益，规范护理行为，促进护理事业发展，保障医疗安全和人体健康。

第一章 总 则

第一条 为了维护护士的合法权益，规范护理行为，促进护理事业发展，保障医疗安全和人体健康，制定本条例。

第二条 本条例所称护士，是指经执业注册取得护士执业证书，依照本条例规定从事护理活动，履行保护生命、减轻痛苦、增进健康职责的卫生技术人员。

第三条 护士人格尊严、人身安全不受侵犯。护士依法履行职责，受法律保护。

全社会应当尊重护士。

第四条 国务院有关部门、县级以上地方人民政府及其有关部门以及乡（镇）人民政府应当采取措施，改善护士的工作条件，保障护士待遇，加强护士队伍建设，促进护理事业健康发展。

国务院有关部门和县级以上地方人民政府应当采取措施，鼓励护士到农村、基层医疗卫生机构工作。

第五条 国务院卫生主管部门负责全国的护士监督管理工作。

县级以上地方人民政府卫生主管部门负责本行政区域的护士监督管理工作。

第六条 国务院有关部门对在护理工作中做出杰出贡献的护士，应当授予全国卫生系统先进工作者荣誉称号或者颁发白求恩奖章，受到表彰、奖励的护士享受省部级劳动模范、先进工作者待遇；对长期从事护理工作的护士应当颁发荣誉证书。具体办法由国务院有关部门制定。

县级以上地方人民政府及其有关部门对本行政区域内做出突出贡献的护士，按照省、自治区、直辖市人民政府的有关规定给予表彰、奖励。

第二章 执业注册

第七条 护士执业，应当经执业注册取得护士执业证书。

申请护士执业注册，应当具备下列条件：

（一）具有完全民事行为能力；

（二）在中等职业学校、高等学校完成国务院教育主管部门和国务院卫生主管部门规定的普通全日制 3 年以上的护理、助产专业课程学习，包括在教学、综合医院完成 8 个月以上护理临床实习，并取得相应学历证书；

（三）通过国务院卫生主管部门组织的护士执业资格考试；

（四）符合国务院卫生主管部门规定的健康标准。

护士执业注册申请，应当自通过护士执业资格考试之日起 3 年内提出；逾期提出申请的，除应当具备前款第（一）项、第（二）项和第（四）项规定条件外，还应当在符合国务院卫生主管部门规定条件的医疗卫生机构接受 3 个月临床护理培训并考核合格。

护士执业资格考试办法由国务院卫生主管部门会同国务院人事部门制定。

第八条 申请护士执业注册的,应当向拟执业地省、自治区、直辖市人民政府卫生主管部门提出申请。收到申请的卫生主管部门应当自收到申请之日起 20 个工作日内做出决定,对具备本条例规定条件的,准予注册,并发给护士执业证书;对不具备本条例规定条件的,不予注册,并书面说明理由。

护士执业注册有效期为 5 年。

第九条 护士在其执业注册有效期内变更执业地点的,应当向拟执业地省、自治区、直辖市人民政府卫生主管部门报告。收到报告的卫生主管部门应当自收到报告之日起 7 个工作日内为其办理变更手续。护士跨省、自治区、直辖市变更执业地点的,收到报告的卫生主管部门还应当向其原执业地省、自治区、直辖市人民政府卫生主管部门通报。

第十条 护士执业注册有效期届满需要继续执业的,应当在护士执业注册有效期届满前 30 日向执业地省、自治区、直辖市人民政府卫生主管部门申请延续注册。收到申请的卫生主管部门对具备本条例规定条件的,准予延续,延续执业注册有效期为 5 年;对不具备本条例规定条件的,不予延续,并书面说明理由。

护士有行政许可法规定的应当予以注销执业注册情形的,原注册部门应当依照行政许可法的规定注销其执业注册。

第十一条 县级以上地方人民政府卫生主管部门应当建立本行政区域的护士执业良好记录和不良记录,并将该记录记入护士执业信息系统。

护士执业良好记录包括护士受到的表彰、奖励以及完成政府指令性任务的情况等内容。护士执业不良记录包括护士因违反本条例以及其他卫生管理法律、法规、规章或者诊疗技术规范的规定受到行政处罚、处分的情况等内容。

第三章 权利和义务

第十二条 护士执业,有按照国家有关规定获取工资报酬、享受福利待遇、参加社会保险的权利。任何单位或者个人不得克扣护士工资,降低或者取消护士福利等待遇。

第十三条 护士执业,有获得与其所从事的护理工作相适应的卫生防护、医疗保健服务的权利。从事直接接触有毒有害物质、有感染传染病危险工作的护士,有依照有关法律、行政法规的规定接受职业健康监护的权利;患职业病的,有依照有关法律、行政法规的规定获得赔偿的权利。

第十四条 护士有按照国家有关规定获得与本人业务能力和学术水平相应的专业技术职务、职称的权利;有参加专业培训、从事学术研究和交流、参加行业协会和专业学术团体的权利。

第十五条 护士有获得疾病诊疗、护理相关信息的权利和其他与履行护理职责相关的权利,可以对医疗卫生机构和卫生主管部门的工作提出意见和建议。

第十六条 护士执业,应当遵守法律、法规、规章和诊疗技术规范的规定。

第十七条 护士在执业活动中,发现患者病情危急,应当立即通知医师;在紧急情况下为抢救垂危患者生命,应当先行实施必要的紧急救护。

护士发现医嘱违反法律、法规、规章或者诊疗技术规范规定的,应当及时向开具医嘱的医师提出;必要时,应当向该医师所在科室的负责人或者医疗卫生机构负责医疗服务管理的人员报告。

第十八条 护士应当尊重、关心、爱护患者，保护患者的隐私。

第十九条 护士有义务参与公共卫生和疾病预防控制工作。发生自然灾害、公共卫生事件等严重威胁公众生命健康的突发事件，护士应当服从县级以上人民政府卫生主管部门或者所在医疗卫生机构的安排，参加医疗救护。

第四章 医疗卫生机构的职责

第二十条 医疗卫生机构配备护士的数量不得低于国务院卫生主管部门规定的护士配备标准。

第二十一条 医疗卫生机构不得允许下列人员在本机构从事诊疗技术规范规定的护理活动：

（一）未取得护士执业证书的人员；

（二）未依照本条例第九条的规定办理执业地点变更手续的护士；

（三）护士执业注册有效期届满未延续执业注册的护士。

在教学、综合医院进行护理临床实习的人员应当在护士指导下开展有关工作。

第二十二条 医疗卫生机构应当为护士提供卫生防护用品，并采取有效的卫生防护措施和医疗保健措施。

第二十三条 医疗卫生机构应当执行国家有关工资、福利待遇等规定，按照国家有关规定为在本机构从事护理工作的护士足额缴纳社会保险费用，保障护士的合法权益。

对在艰苦边远地区工作，或者从事直接接触有毒有害物质、有感染传染病危险工作的护士，所在医疗卫生机构应当按照国家有关规定给予津贴。

第二十四条 医疗卫生机构应当制定、实施本机构护士在职培训计划，并保证护士接受培训。

护士培训应当注重新知识、新技术的应用；根据临床专科护理发展和专科护理岗位的需要，开展对护士的专科护理培训。

第二十五条 医疗卫生机构应当按照国务院卫生主管部门的规定，设置专门机构或者配备专（兼）职人员负责护理管理工作。

第二十六条 医疗卫生机构应当建立护士岗位责任制并进行监督检查。

护士因不履行职责或者违反职业道德受到投诉的，其所在医疗卫生机构应当进行调查。经查证属实的，医疗卫生机构应当对护士做出处理，并将调查处理情况告知投诉人。

第五章 法律责任

第二十七条 卫生主管部门的工作人员未依照本条例规定履行职责，在护士监督管理工作中滥用职权、徇私舞弊，或者有其他失职、渎职行为的，依法给予处分；构成犯罪的，依法追究刑事责任。

第二十八条 医疗卫生机构有下列情形之一的，由县级以上地方人民政府卫生主管部门依据职责分工责令限期改正，给予警告；逾期不改正的，根据国务院卫生主管部门规定的护士配备标准和在医疗卫生机构合法执业的护士数量核减其诊疗科目，或者暂停其6个月以上1年以下执业活动；国家举办的医疗卫生机构有下列情形之一、情节严重的，还应当对负有责任的主管人员和其他直接责任人员依法给予处分：

（一）违反本条例规定，护士的配备数量低于国务院卫生主管部门规定的护士配备标准的；

（二）允许未取得护士执业证书的人员或者允许未依照本条例规定办理执业地点变更手续、延续执业注册有效期的护士在本机构从事诊疗技术规范规定的护理活动的。

第二十九条 医疗卫生机构有下列情形之一的，依照有关法律、行政法规的规定给予处罚；国家举办的医疗卫生机构有下列情形之一、情节严重的，还应当对负有责任的主管人员和其他直接责任人员依法给予处分：

（一）未执行国家有关工资、福利待遇等规定的；

（二）对在本机构从事护理工作的护士，未按照国家有关规定；

（三）未为护士提供卫生防护用品，或者未采取有效的卫生防护措施、医疗保健措施的；

（四）对在艰苦边远地区工作，或者从事直接接触有毒有害物质、有感染传染病危险工作的护士，未按照国家有关规定给予津贴的。

第三十条 医疗卫生机构有下列情形之一的，由县级以上地方人民政府卫生主管部门依据职责分工责令限期改正，给予警告：

（一）未制定、实施本机构护士在职培训计划或者未保证护士接受培训的；

（二）未依照本条例规定履行护士管理职责的。

第三十一条 护士在执业活动中有下列情形之一的，由县级以上地方人民政府卫生主管部门依据职责分工责令改正，给予警告；情节严重的，暂停其6个月以上1年以下执业活动，直至由原发证部门吊销其护士执业证书：

（一）发现患者病情危急未立即通知医师的；

（二）发现医嘱违反法律、法规、规章或者诊疗技术规范的规定，未依照本条例第十七条的规定提出或者报告的；

（三）泄露患者隐私的；

（四）发生自然灾害、公共卫生事件等严重威胁公众生命健康的突发事件，不服从安排参加医疗救护的。

护士在执业活动中造成医疗事故的，依照医疗事故处理的有关规定承担法律责任。

第三十二条 护士被吊销执业证书的，自执业证书被吊销之日起2年内不得申请执业注册。

第三十三条 扰乱医疗秩序，阻碍护士依法开展执业活动，侮辱、威胁、殴打护士，或者有其他侵犯护士合法权益行为的，由公安机关依照治安管理处罚法的规定给予处罚；构成犯罪的，依法追究刑事责任。

第六章 附 则

第三十四条 本条例施行前按照国家有关规定已经取得护士执业证书或者护理专业技术职称、从事护理活动的人员，经执业地省、自治区、直辖市人民政府卫生主管部门审核合格，换领护士执业证书。

本条例施行前，尚未达到护士配备标准的医疗卫生机构，应当按照国务院卫生主管部门规定的实施步骤，自本条例施行之日起3年内达到护士配备标准。

第三十五条 本条例自2008年5月12日起施行。

附录 D　医疗事故处理条例

《医疗事故处理条例》是为正确处理医疗事故，保护患者和医疗机构及其医务人员的合法权益，维护医疗秩序，保障医疗安全，促进医学科学的发展而制定。此条例经 2002 年 2 月 20 日国务院第 55 次常务会议通过，由中华人民共和国国务院于 2002 年 4 月 4 日发布，自 2002 年 9 月 1 日起施行。

第一章　总　　则

第一条　为了正确处理医疗事故，保护患者和医疗机构及其医务人员的合法权益，维护医疗秩序，保障医疗安全，促进医学科学的发展，制定本条例。

第二条　本条例所称医疗事故，是指医疗机构及其医务人员在医疗活动中，违反医疗卫生管理法律、行政法规、部门规章和诊疗护理规范、常规，过失造成患者人身损害的事故。

第三条　处理医疗事故，应当遵循公开、公平、公正、及时、便民的原则，坚持实事求是的科学态度，做到事实清楚、定性准确、责任明确、处理恰当。

第四条　根据对患者人身造成的损害程度，医疗事故分为四级：

一级医疗事故：造成患者死亡、重度残疾的；

二级医疗事故：造成患者中度残疾、器官组织损伤导致严重功能障碍的；

三级医疗事故：造成患者轻度残疾、器官组织损伤导致一般功能障碍的；

四级医疗事故：造成患者明显人身损害的其他后果的。

具体分级标准由国务院卫生行政部门制定。

第二章　医疗事故的预防与处置

第五条　医疗机构及其医务人员在医疗活动中，必须严格遵守医疗卫生管理法律、行政法规、部门规章和诊疗护理规范、常规，恪守医疗服务职业道德。

第六条　医疗机构应当对其医务人员进行医疗卫生管理法律、行政法规、部门规章和诊疗护理规范、常规的培训和医疗服务职业道德教育。

第七条　医疗机构应当设置医疗服务质量监控部门或者配备专（兼）职人员，具体负责监督本医疗机构的医务人员的医疗服务工作，检查医务人员执业情况，接受患者对医疗服务的投诉，向其提供咨询服务。

第八条　医疗机构应当按照国务院卫生行政部门规定的要求，书写并妥善保管病历资料。

因抢救急危患者，未能及时书写病历的，有关医务人员应当在抢救结束后 6 小时内据实补记，并加以注明。

第九条　严禁涂改、伪造、隐匿、销毁或者抢夺病历资料。

第十条　患者有权复印或者复制其门诊病历、住院志、体温单、医嘱单、化验单（检验报告）、医学影像检查资料、特殊检查同意书、手术同意书、手术及麻醉记录单、病理资料、护理记录以及国务院卫生行政部门规定的其他病历资料。

患者依照前款规定要求复印或者复制病历资料的，医疗机构应当提供复印或者复制服务并在复印或者复制的病历资料上加盖证明印记。复印或者复制病历资料时，应当有患者在场。

医疗机构应患者的要求，为其复印或者复制病历资料，可以按照规定收取工本费。具体收费标准由省、自治区、直辖市人民政府价格主管部门会同同级卫生行政部门规定。

第十一条 在医疗活动中，医疗机构及其医务人员应当将患者的病情、医疗措施、医疗风险等如实告知患者，及时解答其咨询；但是，应当避免对患者产生不利后果。

第十二条 医疗机构应当制定防范、处理医疗事故的预案，预防医疗事故的发生，减轻医疗事故的损害。

第十三条 医务人员在医疗活动中发生或者发现医疗事故、可能引起医疗事故的医疗过失行为或者发生医疗事故争议的，应当立即向所在科室负责人报告，科室负责人应当及时向本医疗机构负责医疗服务质量监控的部门或者专（兼）职人员报告；负责医疗服务质量监控的部门或者专（兼）职人员接到报告后，应当立即进行调查、核实，将有关情况如实向本医疗机构的负责人报告，并向患者通报、解释。

第十四条 发生医疗事故的，医疗机构应当按照规定向所在地卫生行政部门报告。

发生下列重大医疗过失行为的，医疗机构应当在12小时内向所在地卫生行政部门报告：

（一）导致患者死亡或者可能为二级以上的医疗事故；

（二）导致3人以上人身损害后果；

（三）国务院卫生行政部门和省、自治区、直辖市人民政府卫生行政部门规定的其他情形。

第十五条 发生或者发现医疗过失行为，医疗机构及其医务人员应当立即采取有效措施，避免或者减轻对患者身体健康的损害，防止损害扩大。

第十六条 发生医疗事故争议时，死亡病例讨论记录、疑难病例讨论记录、上级医师查房记录、会诊意见、病程记录应当在医患双方在场的情况下封存和启封。封存的病历资料可以是复印件，由医疗机构保管。

第十七条 疑似输液、输血、注射、药物等引起不良后果的，医患双方应当共同对现场实物进行封存和启封，封存的现场实物由医疗机构保管；需要检验的，应当由双方共同指定的、依法具有检验资格的检验机构进行检验；双方无法共同指定时，由卫生行政部门指定。

疑似输血引起不良后果，需要对血液进行封存保留的，医疗机构应当通知提供该血液的采供血机构派员到场。

第十八条 患者死亡，医患双方当事人不能确定死因或者对死因有异议的，应当在患者死亡后48小时内进行尸检；具备尸体冻存条件的，可以延长至7日。尸检应当经死者近亲属同意并签字。

尸检应当由按照国家有关规定取得相应资格的机构和病理解剖专业技术人员进行。承担尸检任务的机构和病理解剖专业技术人员有进行尸检的义务。

医疗事故争议双方当事人可以请法医病理学人员参加尸检，也可以委派代表观察尸检过程。拒绝或者拖延尸检，超过规定时间，影响对死因判定的，由拒绝或者拖延的一方承担责任。

第十九条 患者在医疗机构内死亡的，尸体应当立即移放太平间。死者尸体存放时间一般不得超过2周。逾期不处理的尸体，经医疗机构所在地卫生行政部门批准，并报经同级公安部门备案后，由医疗机构按照规定进行处理。

第三章　医疗事故的技术鉴定

第二十条　卫生行政部门接到医疗机构关于重大医疗过失行为的报告或者医疗事故争议当事人要求处理医疗事故争议的申请后，对需要进行医疗事故技术鉴定的，应当交由负责医疗事故技术鉴定工作的医学会组织鉴定；医患双方协商解决医疗事故争议，需要进行医疗事故技术鉴定的，由双方当事人共同委托负责医疗事故技术鉴定工作的医学会组织鉴定。

第二十一条　设区的市级地方医学会和省、自治区、直辖市直接管辖的县（市）地方医学会负责组织首次医疗事故技术鉴定工作。省、自治区、直辖市地方医学会负责组织再次鉴定工作。

必要时，中华医学会可以组织疑难、复杂并在全国有重大影响的医疗事故争议的技术鉴定工作。

第二十二条　当事人对首次医疗事故技术鉴定结论不服的，可以自收到首次鉴定结论之日起15日内向医疗机构所在地卫生行政部门提出再次鉴定的申请。

第二十三条　负责组织医疗事故技术鉴定工作的医学会应当建立专家库。

专家库由具备下列条件的医疗卫生专业技术人员组成：

（一）有良好的业务素质和执业品德；

（二）受聘于医疗卫生机构或者医学教学、科研机构并担任相应专业高级技术职务3年以上。

符合前款第（一）项规定条件并具备高级技术任职资格的法医可以受聘进入专家库。

负责组织医疗事故技术鉴定工作的医学会依照本条例规定聘请医疗卫生专业技术人员和法医进入专家库，可以不受行政区域的限制。

第二十四条　医疗事故技术鉴定，由负责组织区事故技术鉴定工作的医学会组织专家鉴定组进行。

参加医疗事故技术鉴定的相关专业的专家，由医患双方在医学会主持下从专家库中随机抽取。在特殊情况下，医学会根据医疗事故技术鉴定工作的需要，可以组织医患双方在其他医学会建立的专家库中随机抽取相关专业的专家参加鉴定或者函件咨询。

符合本条例第二十三条规定条件的医疗卫生专业技术人员和法医有义务受聘进入专家库，并承担医疗事故技术鉴定工作。

第二十五条　专家鉴定组进行医疗事故技术鉴定，实行合议制。专家鉴定组人数为单数，涉及的主要学科的专家一般不得少于鉴定组成员的二分之一；涉及死因、伤残等级鉴定的，并应当从专家库中随机抽取法医参加专家鉴定组。

第二十六条　专家鉴定组成员有下列情形之一的，应当回避，当事人也可以以口头或者书面的方式申请其回避：

（一）是医疗事故争议当事人或者当事人的近亲属的；

（二）与医疗事故争议有利害关系的；

（三）与医疗事故争议当事人有其他关系，可能影响公正鉴定的。

第二十七条　专家鉴定组依照医疗卫生管理法律、行政法规、部门规章和诊疗护理规范、常规，运用医学科学原理和专业知识，独立进行医疗事故技术鉴定，对医疗事故进行鉴别和判定，为处理医疗事故争议提供医学依据。

任何单位或者个人不得干扰医疗事故技术鉴定工作，不得威胁、利诱、辱骂、殴打专家鉴定组成员。

专家鉴定组成员不得接受双方当事人的财物或者其他利益。

第二十八条 负责组织医疗事故技术鉴定工作的医学会应当自受理医疗事故技术鉴定之日起5日内通知医疗事故争议双方当事人提交进行医疗事故技术鉴定所需的材料。

当事人应当自收到医学会的通知之日起10日内提交有关医疗事故技术鉴定的材料、书面陈述及答辩。医疗机构提交的有关医疗事故技术鉴定的材料应当包括下列内容：

（一）住院患者的病程记录、死亡病例讨论记录、疑难病例讨论记录、会诊意见、上级医师查房记录等病历资料原件；

（二）住院患者的住院志、体温单、医嘱单、化验单（检验报告）、医学影像检查资料、特殊检查同意书、手术同意书、手术及麻醉记录单、病理资料、护理记录等病历资料原件；

（三）抢救急危患者，在规定时间内补记的病历资料原件；

（四）封存保留的输液、注射用物品和血液、药物等实物，或者依法具有检验资格的检验机构对这些物品、实物作出的检验报告；

（五）与医疗事故技术鉴定有关的其他材料。

在医疗机构建有病历档案的门诊、急诊患者，其病历资料由医疗机构提供；没有在医疗机构建立病历档案的，由患者提供。

医患双方应当依照本条例的规定提交相关材料。医疗机构无正当理由未依照本条例的规定如实提供相关材料，导致医疗事故技术鉴定不能进行的，应当承担责任。

第二十九条 负责组织医疗事故技术鉴定工作的医学会应当自接到当事人提交的有关医疗事故技术鉴定的材料、书面陈述及答辩之日起45日内组织鉴定并出具医疗事故技术鉴定书。

负责组织医疗事故技术鉴定工作的医学会可以向双方当事人调查取证。

第三十条 专家鉴定组应当认真审查双方当事人提交的材料，听取双方当事人的陈述及答辩并进行核实。

双方当事人应当按照本条例的规定如实提交进行医疗事故技术鉴定所需要的材料，并积极配合调查。当事人任何一方不予配合，影响医疗事故技术鉴定的，由不予配合的一方承担责任。

第三十一条 专家鉴定组应当在事实清楚、证据确凿的基础上，综合分析患者的病情和个体差异，作出鉴定结论，并制作医疗事故技术鉴定书。鉴定结论以专家鉴定组成员的过半数通过。鉴定过程应当如实记载。

医疗事故技术鉴定书应当包括下列主要内容：

（一）双方当事人的基本情况及要求；

（二）当事人提交的材料和负责组织医疗事故技术鉴定工作的医学会的调查材料；

（三）对鉴定过程的说明；

（四）医疗行为是否违反医疗卫生管理法律、行政法规、部门规章和诊疗护理规范、常规；

（五）医疗过失行为与人身损害后果之间是否存在因果关系；

（六）医疗过失行为在医疗事故损害后果中的责任程度；

（七）医疗事故等级；
（八）对医疗事故患者的医疗护理医学建议。

第三十二条 医疗事故技术鉴定办法由国务院卫生行政部门制定。

第三十三条 有下列情形之一的，不属于医疗事故：
（一）在紧急情况下为抢救垂危患者生命而采取紧急医学措施造成不良后果的；
（二）在医疗活动中由于患者病情异常或者患者体质特殊而发生医疗意外的；
（三）在现有医学科学技术条件下，发生无法预料或者不能防范的不良后果的；
（四）无过错输血感染造成不良后果的；
（五）因患方原因延误诊疗导致不良后果的；
（六）因不可抗力造成不良后果的。

第三十四条 医疗事故技术鉴定，可以收取鉴定费用。经鉴定，属于医疗事故的，鉴定费用由医疗机构支付；不属于医疗事故的，鉴定费用由提出医疗事故处理申请的一方支付。鉴定费用标准由省、自治区、直辖市人民政府价格主管部门会同同级财政部门、卫生行政部门规定。

第四章 医疗事故的行政处理与监督

第三十五条 卫生行政部门应当依照本条例和有关法律、行政法规、部门规章的规定，对发生医疗事故的医疗机构和医务人员作出行政处理。

第三十六条 卫生行政部门接到医疗机构关于重大医疗过失行为的报告后，除责令医疗机构及时采取必要的医疗救治措施，防止损害后果扩大外，应当组织调查，判定是否属于医疗事故；对不能判定是否属于医疗事故的，应当依照本条例的有关规定交由负责医疗事故技术鉴定工作的医学会组织鉴定。

第三十七条 发生医疗事故争议，当事人申请卫生行政部门处理的，应当提出书面申请。申请书应当载明申请人的基本情况、有关事实、具体请求及理由等。

当事人自知道或者应当知道其身体健康受到损害之日起1年内，可以向卫生行政部门提出医疗事故争议处理申请。

第三十八条 发生医疗事故争议，当事人申请卫生行政部门处理的，由医疗机构所在地的县级人民政府卫生行政部门受理。医疗机构所在地是直辖市的，由医疗机构所在地的区、县人民政府卫生行政部门受理。

有下列情形之一的，县级人民政府卫生行政部门应当自接到医疗机构的报告或者当事人提出医疗事故争议处理申请之日起7日内移送上一级人民政府卫生行政部门处理：
（一）患者死亡；
（二）可能为二级以上的医疗事故；
（三）国务院卫生行政部门和省、自治区、直辖市人民政府卫生行政部门规定的其他情形。

第三十九条 卫生行政部门应当自收到医疗事故争议处理申请之日起10日内进行审查，作出是否受理的决定。对符合本条例规定，予以受理，需要进行医疗事故技术鉴定的，应当自作出受理决定之日起5日内将有关材料交由负责医疗事故技术鉴定工作的医学会组织鉴定并书面通知申请人；对不符合本条例规定，不予受理的，应当书面通知申请人并说明理由。

当事人对首次医疗事故技术鉴定结论有异议，申请再次鉴定的，卫生行政部门应当自收到申请之日起7日内交由省、自治区、直辖市地方医学会组织再次鉴定。

第四十条 当事人既向卫生行政部门提出医疗事故争议处理申请，又向人民法院提起诉讼的，卫生行政部门不予受理；卫生行政部门已经受理的，应当终止处理。

第四十一条 卫生行政部门收到负责组织医疗事故技术鉴定工作的医学会出具的医疗事故技术鉴定书后，应当对参加鉴定的人员资格和专业类别、鉴定程序进行审核；必要时，可以组织调查，听取医疗事故争议双方当事人的意见。

第四十二条 卫生行政部门经审核，对符合本条例规定作出的医疗事故技术鉴定结论，应当作为对发生医疗事故的医疗机构和医务人员作出行政处理以及进行医疗事故赔偿调解的依据；经审核，发现医疗事故技术鉴定不符合本条例规定的，应当要求重新鉴定。

第四十三条 医疗事故争议由双方当事人自行协商解决的，医疗机构应当自协商解决之日起7日内向所在地卫生行政部门作出书面报告，并附具协议书。

第四十四条 医疗事故争议经人民法院调解或者判决解决的，医疗机构应当自收到生效的人民法院的调解书或者判决书之日起7日内向所在地卫生行政部门作出书面报告，并附具调解书或者判决书。

第四十五条 县级以上地方人民政府卫生行政部门应当按照规定逐级将当地发生的医疗事故以及依法对发生医疗事故的医疗机构和医务人员作出行政处理的情况，上报国务院卫生行政部门。

第五章 医疗事故的赔偿

第四十六条 发生医疗事故的赔偿等民事责任争议，医患双方可以协商解决；不愿意协商或者协商不成的，当事人可以向卫生行政部门提出调解申请，也可以直接向人民法院提起民事诉讼。

第四十七条 双方当事人协商解决医疗事故的赔偿等民事责任争议的，应当制作协议书。协议书应当载明双方当事人的基本情况和医疗事故的原因、双方当事人共同认定的医疗事故等级以及协商确定的赔偿数额等，并由双方当事人在协议书上签名。

第四十八条 已确定为医疗事故的，卫生行政部门应医疗事故争议双方当事人请求，可以进行医疗事故赔偿调解。调解时，应当遵循当事人双方自愿原则，并应当依据本条例的规定计算赔偿数额。

经调解，双方当事人就赔偿数额达成协议的，制作调解书，双方当事人应当履行；调解不成或者经调解达成协议后一方反悔的，卫生行政部门不再调解。

第四十九条 医疗事故赔偿，应当考虑下列因素，确定具体赔偿数额：

（一）医疗事故等级；

（二）医疗过失行为在医疗事故损害后果中的责任程度；

（三）医疗事故损害后果与患者原有疾病状况之间的关系。

不属于医疗事故的，医疗机构不承担赔偿责任。

第五十条 医疗事故赔偿，按照下列项目和标准计算：

（一）医疗费：按照医疗事故对患者造成的人身损害进行治疗所发生的医疗费用计算，凭据支付，但不包括原发病医疗费用。结案后确实需要继续治疗的，按照基本医疗费用支付。

（二）误工费：患者有固定收入的，按照本人因误工减少的固定收入计算，对收入高于医疗事故发生地上一年度职工年平均工资3倍以上的，按照3倍计算；无固定收入的，按照医疗事故发生地上一年度职工年平均工资计算。

（三）住院伙食补助费：按照医疗事故发生地国家机关一般工作人员的出差伙食补助标准计算。

（四）陪护费：患者住院期间需要专人陪护的，按照医疗事故发生地上一年度职工年平均工资计算。

（五）残疾生活补助费：根据伤残等级，按照医疗事故发生地居民年平均生活费计算，自定残之月起最长赔偿30年；但是，60周岁以上的，不超过15年；70周岁以上的，不超过5年。

（六）残疾用具费：因残疾需要配置补偿功能器具的，凭医疗机构证明，按照普及型器具的费用计算。

（七）丧葬费：按照医疗事故发生地规定的丧葬费补助标准计算。

（八）被扶养人生活费：以死者生前或者残疾者丧失劳动能力前实际扶养且没有劳动能力的人为限，按照其户籍所在地或者居所地居民最低生活保障标准计算。对不满16周岁的，扶养到16周岁。对年满16周岁但无劳动能力的，扶养20年；但是，60周岁以上的，不超过15年；70周岁以上的，不超过5年。

（九）交通费：按照患者实际必需的交通费用计算，凭据支付。

（十）住宿费：按照医疗事故发生地国家机关一般工作人员的出差住宿补助标准计算，凭据支付。

（十一）精神损害抚慰金：按照医疗事故发生地居民年平均生活费计算。造成患者死亡的，赔偿年限最长不超过6年；造成患者残疾的，赔偿年限最长不超过3年。

第五十一条 参加医疗事故处理的患者近亲属所需交通费、误工费、住宿费，参照本条例第五十条的有关规定计算，计算费用的人数不超过2人。

医疗事故造成患者死亡的，参加丧葬活动的患者的配偶和直系亲属所需交通费、误工费、住宿费，参照本条例第五十条的有关规定计算，计算费用的人数不超过2人。

第五十二条 医疗事故赔偿费用，实行一次性结算，由承担医疗事故责任的医疗机构支付。

第六章 罚 则

第五十三条 卫生行政部门的工作人员在处理医疗事故过程中违反本条例的规定，利用职务上的便利收受他人财物或者其他利益，滥用职权，玩忽职守，或者发现违法行为不予查处，造成严重后果的，依照刑法关于受贿罪、滥用职权罪、玩忽职守罪或者其他有关罪的规定，依法追究刑事责任；尚不够刑事处罚的，依法给予降级或者撤职的行政处分。

第五十四条 卫生行政部门违反本条例的规定，有下列情形之一的，由上级卫生行政部门给予警告并责令限期改正；情节严重的，对负有责任的主管人员和其他直接责任人员依法给予行政处分：

（一）接到医疗机构关于重大医疗过失行为的报告后，未及时组织调查的；

（二）接到医疗事故争议处理申请后，未在规定时间内审查或者移送上一级人民政府卫生行政部门处理的；

（三）未将应当进行医疗事故技术鉴定的重大医疗过失行为或者医疗事故争议移交医学

会组织鉴定的；

（四）未按照规定逐级将当地发生的医疗事故以及依法对发生医疗事故的医疗机构和医务人员的行政处理情况上报的；

（五）未依照本条例规定审核医疗事故技术鉴定书的。

第五十五条 医疗机构发生医疗事故的，由卫生行政部门根据医疗事故等级和情节，给予警告；情节严重的，责令限期停业整顿直至由原发证部门吊销执业许可证，对负有责任的医务人员依照刑法关于医疗事故罪的规定，依法追究刑事责任；尚不够刑事处罚的，依法给予行政处分或者纪律处分。

对发生医疗事故的有关医务人员，除依照前款处罚外，卫生行政部门并可以责令暂停6个月以上1年以下执业活动；情节严重的，吊销其执业证书。

第五十六条 医疗机构违反本条例的规定，有下列情形之一的，由卫生行政部门责令改正；情节严重的，对负有责任的主管人员和其他直接责任人员依法给予行政处分或者纪律处分：

（一）未如实告知患者病情、医疗措施和医疗风险的；

（二）没有正当理由，拒绝为患者提供复印或者复制病历资料服务的；

（三）未按照国务院卫生行政部门规定的要求书写和妥善保管病历资料的；

（四）未在规定时间内补记抢救工作病历内容的；

（五）未按照本条例的规定封存、保管和启封病历资料和实物的；

（六）未设置医疗服务质量监控部门或者配备专（兼）职人员的；

（七）未制定有关医疗事故防范和处理预案的；

（八）未在规定时间内向卫生行政部门报告重大医疗过失行为的；

（九）未按照本条例的规定向卫生行政部门报告医疗事故的；

（十）未按照规定进行尸检和保存、处理尸体的。

第五十七条 参加医疗事故技术鉴定工作的人员违反本条例的规定，接受申请鉴定双方或者一方当事人的财物或者其他利益，出具虚假医疗事故技术鉴定书，造成严重后果的，依照刑法关于受贿罪的规定，依法追究刑事责任；尚不够刑事处罚的，由原发证部门吊销其执业证书或者资格证书。

第五十八条 医疗机构或者其他有关机构违反本条例的规定，有下列情形之一的，由卫生行政部门责令改正，给予警告；对负有责任的主管人员和其他直接责任人员依法给予行政处分或者纪律处分；情节严重的，由原发证部门吊销其执业证书或者资格证书：

（一）承担尸检任务的机构没有正当理由，拒绝进行尸检的；

（二）涂改、伪造、隐匿、销毁病历资料的。

第五十九条 以医疗事故为由，寻衅滋事、抢夺病历资料，扰乱医疗机构正常医疗秩序和医疗事故技术鉴定工作，依照刑法关于扰乱社会秩序罪的规定，依法追究刑事责任；尚不够刑事处罚的，依法给予治安管理处罚。

第七章 附 则

第六十条 本条例所称医疗机构，是指依照《医疗机构管理条例》的规定取得《医疗机构执业许可证》的机构。

县级以上城市从事计划生育技术服务的机构依照《计划生育技术服务管理条例》的规

定开展与计划生育有关的临床医疗服务，发生的计划生育技术服务事故，依照本条例的有关规定处理；但是，其中不属于医疗机构的县级以上城市从事计划生育技术服务的机构发生的计划生育技术服务事故，由计划生育行政部门行使依照本条例有关规定由卫生行政部门承担的受理、交由负责医疗事故技术鉴定工作的医学会组织鉴定和赔偿调解的职能；对发生计划生育技术服务事故的该机构及其有关责任人员，依法进行处理。

第六十一条 非法行医，造成患者人身损害，不属于医疗事故，触犯刑律的，依法追究刑事责任；有关赔偿，由受害人直接向人民法院提起诉讼。

第六十二条 军队医疗机构的医疗事故处理办法，由中国人民解放军卫生主管部门会同国务院卫生行政部门依据本条例制定。

第六十三条 本条例自 2002 年 9 月 1 日起施行。1987 年 6 月 29 日国务院发布的《医疗事故处理办法》同时废止。本条例施行前已经处理结案的医疗事故争议，不再重新处理。

参 考 文 献

[1] 李小寒,尚少梅.基础护理学[M].第6版.北京:人民卫生出版社,2017.
[2] 李小寒,尚少梅.基础护理学[M].第5版.北京:人民卫生出版社,2015.
[3] 王秀玲,任亚坤.护理专业技术实训[M].第1版.北京:人民卫生出版社,2014.
[4] 李馨,谭淑娟.基础护理技能实训教程[M].第1版.北京:科学出版社,2016.
[5] 王颖.医护礼仪与形体训练[M].第1版.北京:科学出版社,2016.
[6] 王丽芹,张俊红,盛莉.护理不良事件防范手册[M].北京:人民军医出版社,2015.
[7] 闻菊芸.护理过失与医疗纠纷[J].现代医院,2017,7(10):133.